CLINIQUE GYNÉCOLOGIQUE ET SYPHILIGRAPHIQUE

DE L'HOPITAL DE LOURCINE

LEÇONS CLINIQUES

SUR LA

BLENNORRHAGIE

CHEZ LA FEMME

PAR

LE DR L. MARTINEAU

Médecin de l'hôpital de Lourcine,
Membre de la Société médicale des hôpitaux,
De la Société de thérapeutique, de la Société obstétricale et gynécologique,
De la Société d'hydrologie médicale,
Membre correspondant de l'Académie royale de médecine de Rome, etc., etc.
Chevalier de la Légion d'honneur.

PARIS

ADRIEN DELAHAYE et ÉMILE LECROSNIER, ÉDITEURS

PLACE DE L'ÉCOLE-DE-MÉDECINE

1885

LEÇONS CLINIQUES

SUR

LA BLENNORRHAGIE

CHEZ LA FEMME

OUVRAGES DE L'AUTEUR

Traité clinique des affections de l'utérus, 1 vol. in-8, Paris, 1879. Librairie Alcan, successeur de Germer Baillière.

Leçons sur la thérapeutique de la syphilis, 1 vol. in-8, 1883. Librairie A. Delahaye et Ém. Lecrosnier.

De la Maladie d'Addison, thèse de doctorat. Librairie J.-B. Baillière, 1864.

Des Endocardites, thèse d'agrégation, 1866. Librairie A. Delahaye et Ém. Lecrosnier.

Leçons sur la vaginite non blennorrhagique. Librairie A. Delahaye et Ém. Lecrosnier.

Leçons sur les déformations vulvaires et anales produites par la masturbation, le saphisme, la défloration et la sodomie. Librairie A. Delahaye et Ém. Lecrosnier.

De la Prostitution clandestine. Librairie A. Delahaye et Ém. Lecrosnier.

Bourloton. — Imprimeries réunies, B.

LEÇONS CLINIQUES

SUR

LA BLENNORRHAGIE

CHEZ LA FEMME

PAR

LE Dʳ L. MARTINEAU

Médecin de l'hôpital de Lourcine,
Membre de la Société médicale des hôpitaux,
De la Société de thérapeutique, de la Société obstétricale et gynécologique,
De la Société d'hydrologie médicale,
Membre correspondant de l'Académie royale de médecine de Rome, etc., etc.
Chevalier de la Légion d'honneur

PARIS

ADRIEN DELAHAYE ET ÉMILE LECROSNIER, ÉDITEURS

PLACE DE L'ÉCOLE-DE-MÉDECINE

1885

AVANT-PROPOS

La blennorrhagie chez la femme a fait l'objet de mon cours pendant l'année 1884.

Basée sur une observation soutenue et journalière de sept années consécutives, l'étude de la blennorrhagie chez la femme m'a permis de constater que son histoire clinique présentait de nombreuses lacunes, notamment au point de vue de la localisation de l'affection virulente dans les follicules, des abcès et des fistules qui en sont la conséquence.

La découverte du micro-organisme de la blennorrhagie, du micrococcus blennorrhagique, a éclairé d'un jour nouveau bien des points encore controversés, relativement à la contagion de cette affection virulente, à la pathogénie des accidents généraux

dits blennorrhagiques (arthropathie, accidents cardiaques, éruptions cutanées).

Cette découverte a montré la voie que doit parcourir le médecin pour le traitement d'une affection qui,
chez la femme, est des plus rebelles aux agents de la
matière médicale. Enfin, elle a été le point de départ
des mesures prophylactiques, en vue de prévenir le
développement et la contagion de cette affection
virulente.

Cette découverte du micro-organisme de la blennorrhagie, due à A. Neisser, a été, de la part de
M. le professeur Bouchard (de Paris), l'objet de travaux très importants qu'il a mis à ma disposition avec
la plus extrême obligeance. Aussi est-ce avec la plus
profonde reconnaissance que je lui adresse tous
mes remerciements.

Ces leçons ont été rédigées sur les notes prises
avec le plus grand soin par mes internes MM. Latouche et Gillet. Je suis heureux de leur adresser tous
mes remerciements, ainsi qu'à mes anciens et excellents internes, MM. Barthélemy, Hennequin, Cou-
dray, de Molènes, Hamonic, Lormand. C'est à leur
exactitude, à leur profond amour pour la science, que
je dois les nombreux matériaux recueillis, depuis sept
ans, sur les affections des organes génito-sexuels, sur

la syphilis, sur la blennorrhagie. C'est aux soins qu'ils ont apportés à la rédaction des observations de toutes les malades, entrées dans mes salles ou venues à la consultation de l'hôpital de Lourcine, qu'il m'est permis de cultiver le champ si fertile de la pathologie des organes génito-sexuels de la femme.

Aussi, est-ce du fond du cœur que je leur adresse publiquement toute ma gratitude.

Paris, mars 1885.

L. MARTINEAU.

LEÇONS CLINIQUES

SUR LA

BLENNORRHAGIE CHEZ LA FEMME

PREMIÈRE ET DEUXIÈME LEÇONS

SOMMAIRE. — Définition. — Sièges divers. — Localisation folliculaire. — Division de la blennorrhagie suivant son siège : vulvaire, uréthrale, vaginale, utérine, rectale, oculaire. — Considérations sur l'étiologie. — Nature virulente de la blennorrhagie. — Micrococcus, diplococcus, gonococcus blennorrhagique. — Historique de la découverte. — Caractères physiques du micro-organisme blennorrhagique. — Culture du gonococcus et inoculation. — Technique pour constater la présence du gonococcus. — Procédé de A. Neisser, d'Eschbaum, de Goguel, de C. Paul.
Période d'incubation. — Période d'état. — Contagion et transmission de la blennorrhagie. — Discussion. — Durée. — Age de la femme.
Influence d'une maladie diathésique ou constitutionnelle sur l'évolution de la blennorrhagie.

MESSIEURS,

La blennorrhagie est une affection vénérienne, virulente et contagieuse, ayant pour siège habituel la muqueuse des organes génito-sexuels et urinaires.

Définir la blennorrhagie une affection virulente, c'est dire que je ne la regarde pas comme une

MARTINEAU.   1 inflammation simple, que je la considère comme une affection *sui generis*, ayant des caractères cliniques bien nets et possédant comme preuve matérielle de sa virulence un élément figuré, le gonococcus, découvert dans ces dernières années.

C'est à bien préciser ce point que je vais m'appliquer au début de ces leçons sur la blennorrhagie de la femme.

La blennorrhagie est une affection vénérienne contagieuse; elle se transmet ordinairement par les rapports sexuels ; aussi s'observe-t-elle chez l'homme et chez la femme. Est-elle plus commune chez l'un ou l'autre sexe ? Je ne possède pas de points de comparaison assez nets, assez précis pour résoudre cette question. Je dirai que, sur le terrain où j'observe, la blennorrhagie est très fréquente chez la femme. Sur les 800 à 1000 malades qui entrent annuellement dans mon service, la moitié au moins est atteinte de blennorrhagie.

La blennorrhagie, ai-je dit, est une affection, ayant pour siège habituel la muqueuse des organes génito-sexuels et urinaires ; toutefois elle peut siéger, mais rarement chez la femme, sur la muqueuse oculo-palpébrale, sur la muqueuse rectale, ainsi qu'il résulte de mes observations et de celles rapportées par mon maître, A. Tardieu. Plus rarement encore, elle siège sur la muqueuse buccale et la muqueuse nasale. En vous signalant ces sièges insolites rapportés par les auteurs, je dois vous dire que je n'ai pas observé depuis huit ans, quoique ayant rassemblé plus de deux mille observations de blennorrhagie, un seul cas de blennorrhagie buccale ou nasale ; donc, si elle existe, elle est bien rare.

Les auteurs signalent la blennorrhagie buccale parce que certains hommes sont persuadés parfois qu'ils ont contracté leur affection du fait de la succion du pénis. Sciemment ou inconsciemment, c'est l'origine qu'ils donnent à l'affection dont ils sont atteints ; mais en réalité aucun médecin, je crois, n'a constaté ce siège insolite de l'affection blennorrhagique chez la femme. Quant à la blennorrhagie nasale, nous trouvons un seul fait dans la science, c'est celui du Dr Cunier. Cet auteur dit avoir observé un enfant dont la muqueuse nasale aurait été inoculée par les doigts souillés d'une domestique atteinte de blennorrhagie.

Certaines régions, où la peau subit une espèce de transformation muqueuse, où l'épiderme est constamment macéré par les liquides vulvaires, vaginaux, utérins, peuvent, suivant Vidal (de Cassis), être le siège de la blennorrhagie. C'est ainsi que cet auteur cite le pli génito-crural, la rainure interfessière, la face interne des cuisses. Ces régions enflammées, atteintes de dermite eczémateuse, peuvent être imprégnées de pus blennorrhagique, qui, par cela même, peut produire la contagion, mais de là à dire qu'il existe une blennorrhagie cutanée, il y a loin. Il ne s'agit que d'une lésion passagère, d'une dermite artificielle qu'un traitement hygiénique fait disparaître rapidement. Il suffit que la femme pratique des lotions fréquentes sur les organes génitaux et les parties environnantes, qu'elle recouvre celles-ci de poudres isolantes, pour que cette inflammation disparaisse et même pour qu'elle ne survienne pas. Quant à moi, j'ai observé souvent l'intertrigo génito-crural et interfessier chez des malades n'ayant aucun souci de l'hygiène, mais je n'ai jamais observé aucun phénomène qui puisse me faire soupçonner une blennorrhagie de la peau.

La muqueuse des organes génito-urinaires peut être affectée dans toute son étendue ou seulement dans quelques-unes de ses parties. Chez l'homme, vous le savez, la blennorrhagie peut occuper à la fois le prépuce, le gland, l'urèthre, les vésicules séminales, les orifices des canaux prostatiques; le plus fréquemment elle se limite à l'un de ses organes. Chez la femme de même, elle peut se généraliser à la vulve, à l'urèthre, au vagin et à l'utérus; le plus souvent, elle se limite à quelques-uns d'entre eux, la vulve et l'urèthre, l'urèthre et le vagin. Parfois enfin on rencontre une généralisation plus étendue, et on constate en même temps la blennorhagie sur d'autres muqueuses, la muqueuse oculaire ou la muqueuse rectale, ainsi que j'en ai observé quelques cas.

Ce n'est pas tout, Messieurs, que de connaître les organes atteints par la blennorrhagie, il faut savoir, que, limitée à un organe, elle siège dans des points multiples et particuliers. Ainsi, par exemple, prenons l'urèthre. Que voyons-nous? Chez la femme, la muqueuse uréthrale est non seulement presque toujours atteinte dans toute son étendue, mais encore les follicules intra-uréthraux, circum-uréthraux, les follicules placés sur les parties latérales de l'urèthre et désignés par Astruc sous le nom de prostates, sont affectés, ensemble ou isolément, de blennorrhagie. De même, dans la blennorrhagie vulvaire, la

muqueuse est atteinte dans sa totalité où dans quelques-uns de ses points, tels que les follicules situés
autour des orifices des glandes vulvo-vaginales, les follicules de la fourchette. Enfin la glande vulvo-vaginale
elle-même est atteinte dans sa totalité ou seulement dans
son canal excréteur.

Vous le voyez, Messieurs, chez la femme comme chez
l'homme, la blennorrhagie offre des sièges bien différents. Il est très important pour le médecin de bien les
connaître, car de cette connaissance découle, ainsi que
vous le verrez, la solution de problèmes pathologiques et
thérapeutiques qui ont été et sont encore la source de
bien des controverses entre les syphiligraphes. Du reste,
je le dis de suite, ces discussions n'auraient pas eu lieu,
si les auteurs avaient recherché avec plus de soin le
siège de la blennorrhagie, s'ils s'étaient appliqués à un
examen plus scrupuleux de la vulve et des éléments qui
la constituent. Pour ma part, je ne comprends guère
toutes ces discussions, alors qu'Astruc, avec son esprit
observateur si profond, a insisté longuement sur les divers sièges de la blennorhagie chez la femme. Que
nous dit, en effet, cet auteur (*Traité des maladies vénériennes*, t. III, page 7, 3° édition, Paris, 1755). « Il y
a, dit-il, chez la femme tout autant de sortes de réser-
voirs à blennorrhagie que chez l'homme; mais ils sont
autrement situés : 1° les prostates ou plutôt la prostate,
qui, dans les femmes, embrasse l'urèthre et s'ouvre
dans la vulve sous le clitoris par deux petits orifices ou
lacunes qui se trouvent de chaque côté de l'urèthre;
2° les cellules répandues dans la face inférieure de

l'urèthre; 3° les glandes de Cowper, situées dans le périnée, près de l'anus, lesquelles viennent s'ouvrir dans
la vulve, par deux conduits près de la naissance des
caroncules myrtiformes. » En note, Astruc nous apprend
que Régnier de Graaf avait montré de même que la gonorrhée provient des prostates et des lacunes de l'urèthre,
et « cela peut se faire, dit cet auteur, sans que le vagin,
ni la matrice aient aucun mal » (*Traité des parties na-
turelles de la femme*, chap. FLUX MENSTRUEL).

Vous le voyez, Messieurs, ces auteurs avaient non seulement reconnu les divers sièges de la blennorrhagie,
mais encore ils appelaient l'attention sur ce fait que je
vous signale tous les jours : la blennorrhagie ne siège pas
exclusivement dans le vagin ou dans l'utérus; elle
se montre alors que ces organes ne sont même pas
atteints, car la vulve ou l'urèthre peuvent être seuls le
siège de cette affection. Ces auteurs, en outre, ruinaient
par avance les théories de leurs successeurs qui ont pré-
lendu que la blennorrhagie débutait toujours par le vagin, théorie, vous le savez, démentie tous les jours par
l'observation attentive des malades.

Je tenais, Messieurs, à vous signaler cette étude d'Astruc sur la blennorrhagie de la femme, parce qu'elle est
complète et que j'ai eu la bonne fortune d'y trouver la
relation de la plupart des faits que je croyais nouveaux,
et qui, par cela même, sont appuyés de l'autorité de ce
syphiligraphe éminent.

Ayant établi que la blennorrhagie chez la femme occupe
différents points de la muqueuse des organes génito-
sexuels et urinaires, il en résulte que l'étude de cette

affection doit être faite suivant les parties atteintes : vulve, urèthre, vagin, utérus. J'aurai donc à étudier successivement :

1° La blennorrhagie vulvaire ;

2° La blennorrhagie uréthrale ;

3° La blennorrhagie vaginale ;

4° La blennorrhagie utérine ;

5° En outre la blennorrhagie affectant parfois la muqueuse rectale, j'étudierai de même la blennorrhagie rectale.

Quant à la blennorrhagie oculaire, à la conjonctivite blennorrhagique, j'en ferai l'étude à propos des accidents directs de la blennorrhagie, d'autant mieux que cette affection est des plus rares chez la femme.

Avant de commencer l'étude de la blennorrhagie suivant son siège, avant de vous signaler les conséquences variables qui en résultent, il est important d'étudier avec soin l'étiologie de cette affection, de résoudre certaines questions dont les unes sont encore discutées de nos jours, et dont les autres, tout ayant fait de grands progrès depuis quelques années, ne sont pas encore assez connues de la plupart des syphiligraphes et sont surtout l'objet d'interprétations diverses.

Étiologie. — L'étiologie de la blennorrhagie est des plus importantes à connaître. C'est elle qui soulève le plus de contradictions dans les doctrines qui ont régné et qui règnent encore sur le développement, sur les origines de cette affection, suivant que les auteurs considèrent la blennorrhagie comme une phlegmasie simple, spéciale, susceptible par conséquent de se développer sous l'influence d'une foule de causes irritantes, ou comme une affection virulente, ayant pour genèse un virus spécial, un virus distinct de tout autre, en un mot, le virus blennorrhagique.

C'est ainsi que les premiers, admettant qu'il suffit pour la produire d'une excitation quelconque, d'une irritation excessive de l'urèthre, considèrent les aliments salés, épicés, les boissons alcooliques et surtout le champagne et la bière, certains légumes, tels que les asperges, les excès vénériens, le coït répété à plusieurs reprises en quelques heures, le traumatisme de l'urèthre par les sondes, les bougies, comme favorisant le développement de la blennorrhagie, alors surtout, disent-ils, que l'individu présente un tempéramment lymphatique. Ce sont ces mêmes auteurs qui regardent le flux menstruel, le flux leucorrhéique, la sécrétion purulente, sanieuse du cancer de l'utérus, comme susceptibles de produire la blennorrhagie. Pour eux, l'idée de virulence n'est pas nécessaire pour expliquer la contagion.

Quoique, parmi les défenseurs de cette opinion, nous trouvions des maîtres éminents, Ricord, Fournier, etc., etc., je ne saurais, Messieurs, l'admettre. La blennorrhagie n'est pas une affection inflammatoire simple que toute cause irritante peut produire. Il faut faire justice d'une telle opinion, non seulement parce qu'elle est fausse, mais encore, parce qu'au point de vue de la prophylaxie, elle conduit aux plus grandes erreurs. Il faut déraciner ce préjugé qui a cours dans le public extra-médical, « qu'une femme peut donner un écoulement qu'elle n'a pas reçu et celui qu'elle a reçu; qu'une femme donne, par conséquent, plus qu'elle ne reçoit (Vidal de Cassis). »

Ainsi que l'a dit si justement le professeur Gosselin, la « femme ne peut donner que ce qu'elle a ».

Les arguments invoqués par les auteurs qui admettent au contraire que la blennorrhagie, affection virulente, ne se transmet que par la contagion d'un virus spécial, le virus blennorrhagique, sont nombreux. Et d'abord il est évident que si l'homme contractait la blennorrhagie, alors que les rapports sexuels se produisent pendant les règles ou avec une femme atteinte d'une affection utérine, cette affection serait infiniment plus fréquente qu'elle ne l'est. A. Guérin le dit avec raison :

« Interrogez les hommes qui n'ont de rapports sexuels qu'avec leurs femmes et voyez si la blennorrhagie est fréquente ; et pourtant le coït se pratique aussi bien pendant les règles qu'après les règles. Ceux qui contractent alors la blennorrhagie, il est à craindre pour eux qu'ils ne soient du nombre des maris dont Molière s'est moqué avec tant d'esprit. »

La blennorrhagie de l'homme, je l'affirme, ne provient que de la blennorrhagie de la femme, de même que l'affection virulente de cette dernière ne provient que de l'affection du premier. En un mot la blennorrhagie ne se transmet que par contagion. Aucune action irritante des organes génito-sexuels et urinaires ne peut faire naître une blennorrhagie, si ce n'est le virus blennorrhagique.

Les auteurs qui ont prétendu et qui prétendent le contraire ont négligé les localisations diverses de la blennorrhagie sur les organes génito-sexuels et urinaires de la femme ; ils n'ont pas tenu assez de compte de la folli-

culite vulvaire et péri-uréthrale blennorrhagique, signalée
par Astruc, depuis par Robert, Diday, Rollet, A. Guérin,
et sur laquelle depuis quatre ans je ne cesse d'appeler
l'attention de mes élèves. C'est parce qu'ils n'ont pas
attribué à cette folliculite toute l'importance qu'elle
comporte au point de vue de la contagion qu'ils ont
admis que la blennorrhagie se contractait avec une
femme saine en apparence, et qu'ils ont conclu à une
inflammation simple. Bien souvent j'ai été consulté par
des femmes considérées comme guéries de leur affection
blennorrhagique et qui ne l'étaient nullement, car je
constatais chez elles la folliculite. Je les prévenais qu'elles
étaient encore contagieuses. Malgré mes avertissements,
elles se livraient au coït, et quelques jours plus tard,
elles revenaient me voir avec leur amant auquel elles
avaient communiqué la blennorrhagie. Elles avaient soin
toutefois d'accuser leur amant de leur avoir donné
« la maladie ». A. Guérin a cité un fait analogue
que nous trouverons alors que j'étudierai la question
de la durée du temps où une blennorrhagie est contagieuse.

Ces faits, tout ayant une grande valeur relativement à
la nature virulente de la blennorrhagie, ont leur sanction
incontestable aujourd'hui dans la découverte du bacille
qui caractérise cette affection. Bien des points, ainsi que
je vais le dire, sont encore obscurs, il est vrai; plusieurs
même doivent être sanctionnés par l'expérimentation;
mais enfin, les recherches entreprises, en Allemagne et
en France, par d'éminents médecins, leur concordance
m'autorisent à dire que l'agent infectieux de la blen-

norrhagie existe et que cette affection est véritablement
virulente.

Mon collègue et ami, le professeur Bouchard, ayant
étudié cette question depuis plusieurs années, m'a communiqué le résultat de ses recherches dont j'extrais les
points les plus importants :

« On connaît depuis longtemps, dit le professeur
Bouchard, le caractère contagieux de la blennorrhagie,
on sait depuis la fin du XVIIIe siècle qu'elle est inoculable;
on devait donc penser qu'elle est provoquée par un être
vivant parasitaire. Les recherches dirigées dans ce sens
sont déjà fort anciennes.

» En 1844, Donné décrivit deux formes végétales aux-
quelles il pensait pouvoir attribuer un rôle dans la production de la maladie, mais ces végétaux très réels qui
habitent souvent dans les humeurs vaginales, font précisément défaut dans l'écoulement blennorrhagique pur.

» En 1862, Jousseaume crut découvrir sur les cellules
épithéliales de l'urèthre, affecté de blennorrhagie, un
végétal à filaments ramifiés que personne n'a pu voir
après lui.

» En 1872, Hallier, le premier, semble avoir vu le véritable parasite de la blennorrhagie. Il le décrivit avec ses
principaux caractères de forme et d'habitat comme un
micrococcus qui se trouve dans le liquide intercellulaire,
mais qui siège également dans l'intérieur du leucocyte.
De plus il l'aurait vu dans le sang des malades atteints
de rhumatisme blennorrhagique.

» En 1873, Salisbury décrit des spores et filaments
dans le pus blennorhagique. Cette description n'est pas

en rapport avec celle connue aujourd'hui, avec celle surtout de A. Neisser.

» En 1878, Bouchard observe les microccocus ; il les décrit disposés en colonies dans l'intérieur des leucocytes et dans le liquide intercellulaire où ils cheminent, dit-il, « lentement en laissant derrière eux un court sillage, » ce qui lui a fait illusion et l'a conduit à les décrire à tort comme une courte virgule.

» En 1879, A. Neisser donne le premier une description exacte du micro-organisme blennorrhagique. Elle est admise par tous les observateurs ; tous admettent la forme, mais ils varient d'opinion sur le siège du bacille. D'après Neisser, le micro-organisme de la blennorrhagie consiste dans de petites sphères régulières très facilement vues après la coloration par le violet de méthyle ; il leur a donné le nom de *gonococcus*. Ces micrococcus sont en colonies de dix à vingt et plus, non pas pressées les unes contre les autres, mais toujours séparées ; ils siègent le plus souvent à la surface des globules du pus, rarement des cellules épithéliales. On peut en voir, ajoute-t-il, dans l'intérieur du noyau des cellules de pus. Il s'agit donc d'un microbe spécial comme forme, comme groupement, existant dans le pus des maladies blennorrhagiques : uréthrite (35) datant de trois jours à trois semaines, hommes et femmes ; vaginite (2) ; ophthalmie purulente des nouveau-nés (7) ; ophthalmie blennorrhagique (2).

» En 1880, Bokaï et Puikelsteni font les mêmes constatations. Suivant eux le microbe siège surtout sur les globules purulents et les cellules épithéliales ; on le trouve aussi dans l'intérieur des cellules purulentes.

» Même année, Watson, Cheyne et Weiss (Thèse de Nancy, 1880) font les mêmes constatations.

» En 1882, Leistikow retrouve constamment le gonococcus dans plus de deux cents cas de blennorrhagie uréthrale; il constate son absence dans le pus du bubon blennorrhagique et dans le liquide d'une arthrite blennorrhagique.

» Le premier, il rectifie une erreur de Neisser relative à l'un des sièges du microbe; il dit avec raison, suivant Bouchard, que le micrococcus siège non à la surface, mais dans l'intérieur des cellules du pus et jamais dans les noyaux de ces cellules.

» En 1883, Bockhardt décrit le même micrococcus qu'il a constamment trouvé dans deux cent cinquante-huit cas de blennorrhagie uréthrale; il a de même constaté sa présence dans la blennorrhagie oculaire, vaginale et utérine. Il nous apprend que, depuis 1881, cette recherche microscopique est utilisée dans le service de V. Rinecker pour le diagnostic. Il spécifie que les microbes ne sont jamais dans les cellules épithéliales.

» Même année, G. Sternberg fait la même constatation au point de vue anatomique.

» Même année, Petrone affirme avoir vu les gonococci dans les cellules du pus blennorrhagique, dans les cellules épithéliales, dans le sang et dans le liquide de deux arthrites blennorrhagiques du genou.

» Même année, Eschbaum (*Deutsche med. Woch.*, n° 13, 1883) en donne la description suivante : « Ils sont, dit-il, relativement volumineux, ovales, rarement isolés, plus souvent accouplés; ils présentent, en général, une dépression latérale qui les fait ressembler à une semelle de soulier. Ils ne forment jamais de chaînes, mais des amas de six ou huit paires. Leur nombre varie suivant le stade du processus blennorrhagique. Ainsi que Leisti-kow, il constate leur présence dans le protoplasma même des cellules de pus qu'ils remplissent parfois d'une façon complète ; peu existent à l'état libre dans le liquide, ceux qui errent dans la sérosité proviennent presque toujours de cellules distinctes.

» D'après lui, on ne trouve pas dans le pus blennor-rhagique d'autres variétés de bactéries. »

« De tous les liquides, ajoute-t-il, qui détruisent les go-nococci, celui qui paraît agir avec le plus d'efficacité, c'est la solution de sublimé à 1 p. 20 000 ; aussi cette solution est-elle recommandée dans le traitement de la blennorrhagie (Analyse de L. Galliard dans *Arch. gén. de méd.*, avril 1884) ».

Eklund (d'après les *Annales de dermat. et de syph.*, p. 540, 25 octobre 1882) décrirait un micrococcus spécial désigné du nom d'*ediophyton dictyodes* qui se rencon-trerait dans le pus blennorrhagique avec le gononoccus de Neisser. D'après cet auteur ces micrococcus « habitent les eaux des lacs et peuvent par leur pénétration dans l'urèthre ou le conduit vulvo-vaginal devenir une cause de blennorrhagie spontanée. On les trouverait de même dans l'urine des scarlatineux ».

Bouchard, confirmant les opinions de Neisser, de Bokaï, de Leistikow, etc., etc., dit : « On trouve toujours, dans le muco-pus blennorrhagique, quel que soit son âge et sa provenance, un organisme qui a les caractères suivants :

» A l'état frais, il est mobile, sphérique, peu réfrin-gent, à contours peu nets. Coloré par le violet de méthyle ou la fuchsine et monté dans le baume de Canada, il se présente sous forme de sphères très colorées, très nettes et très régulières, presque toutes d'égale grosseur, d'un diamètre un peu inférieur à un millième de millimètre. On en trouve généralement fort peu à l'état libre dans le liquide intercellulaire, mais c'est là seulement qu'on arrive à découvrir quelques éléments associés en 8 ou en courts chapelets. Presque tous les éléments parasitaires sont renfermés dans l'intérieur des leucocytes qu'ils distendent, qu'ils peuvent remplir en refoulant la masse nucléaire sans la pénétrer. Tout leucocyte qui en contient, en renferme un assez grand nombre, mais les leucocytes qui en renferment sont rares. On trouve de huit à trente microbes dans un leucocyte. On trouve un leucocyte chargé de microbes, sur trente à cent cellules purulentes ; quelquefois la proportion est encore moindre. Dans les leucocytes, les microbes sont régulièrement groupés et non jetés au hasard. Même quand ils sont très nombreux, ils ne sont pas pressés les uns contre les autres, et il y a toujours entre deux microbes un espace sensiblement égal à leur diamètre. Sur les préparations saisies un intant par les vapeurs d'acide osmique, puis colorées au violet, on démontre facilement que les micrococcus siègent à l'intérieur et non à la surface des globules du pus. »

« Mais un point essentiel, c'est l'envahissement des cellules épithéliales par le microbe. Pour moi, ajoute M. Bouchard, c'est la lésion dominante, essentielle et réellement pathogénique. On comprendrait dificilement, en effet, que des microbes essentiellement renfermés dans des cellules purulentes puissent produire une maladie qui doit exister déjà pour que ces globules puissent apparaître. En effet, tandis qu'on trouve ces microbes dans un leucocyte sur trente ou cent, on les trouve dans deux cellules épithéliales sur trois; tandis que, dans les rares leucocytes envahis, ils font une seule colonie de huit à dix micrococcus, dans les cellules épithéliales ils font de une à quatre colonies où l'on peut voir des centaines de microbes. Ils attaquent l'épithélium par sa surface, par l'épaisseur du corps cellulaire et enfin par le noyau qui devient poreux, comme spongieux, et qui finit par se fragmenter en blocs inégaux entre lesquels on distingue les microbes. Ils produisent ainsi la nécrose des cellules épithéliales, leur chute, et le catarrhe est la conséquence de cette dénudation. »

Les professeurs Cornil et Damaschino ont fait les mêmes constatations.

A ma demande, mon ami le professeur Cornil m'a mis en relation avec le Dr Goguel (de Paris) qui a bien voulu faire des recherches dans mon service. Ainsi que les auteurs précédents, il a constaté la présence du gono-coccus blennorrhagique dans le pus de l'uréthrite, de la folliculite, de la vaginite. Les cellules épithéliales en sont littéralement farcies.

En résumé le micrococcus ou gonococcus de la blen-norrhagie a été constamment observé dans le pus blen-norrhagique, que l'affection ait pour siège, l'urèthre, le vagin, la conjonctive. J'ajoute, depuis mes recherches avec le Dr Goguel, le gonoccus existe dans la folliculite blennorhagique vulvaire, uréthrale, péri-uréthrale, dans

la folliculite blennorrhagique utérine, dans la bartholinite blennorrhagique.

Ces micrococcus, de forme sphérique, peu réfringents,
très colorés par le bleu de méthyle et montés dans le
baume de Canada, sont très nets et très réguliers,
presque d'égale grosseur, d'un diamètre un peu inférieur à un millième de millimètre. Ils se trouvent, non à
la surface des globules de pus et dans l'intérieur du
noyau des cellules du pus, ainsi que l'a dit Neisser, mais
bien dans l'intérieur de ces cellules ainsi que dans les
cellules épithéliales. J'ajoute que quelques auteurs ont
constaté leur présence dans le sang et même dans le pus
des arthrites blennorrhagiques du genou, et que Bouchard considère l'envahissement des cellules épithéliales comme la lésion dominante, essentielle et réellement pathogénique.

Mais, Messieurs, il ne suffit pas de constater la présence d'un microbe dans le liquide virulent d'une affection spécifique ; il faut le cultiver suivant les préceptes
donnés par l'éminent Pasteur et l'inoculer. C'est ce qui
a été fait, vous le savez, pour la pustule maligne, pour
le charbon, pour le tubercule ; etc., etc., ce que j'ai fait
pour la syphilis en collaboration avec mon studieux et zélé
interne, Hamonic. C'est aussi ce que les observateurs
n'ont pas manqué de faire pour le microbe de la blennorrhagie. Malheureusement les cultures n'ont pas
donné, jusqu'à ce jour, des résultats bien nets, bien
positifs, ainsi que cela ressort des notes du professeur
Bouchard.

Je viens de vous signaler l'interprétation que cet émi-

nent professeur donne à la pénétration des cellules épithéliales par le microbe, relativement au rôle pathogénique que ce dernier joue dans le développement de la
blennorrhagie. Aussi a-t-il compris que, pour donner
à cette interprétation pathogénique sa valeur définitive,
il faudrait que la maladie ait été reproduite par l'inoculation des microbes dépouillés, à l'aide de cultures
successives, de toutes les particules provenant directement de l'individu malade.

« Dès la fin de l'année 1879, dit Bouchard, j'ai fait
avec Capitan des cultures de pus blennorrhagique et
je crois avoir obtenu les micrococcus à l'état de pureté ;
ils présentent les mêmes caractères que dans le pus, avec
cette seule différence que, dans les amas qu'ils constituent, ils arrivent au contact les uns des autres. Nous les
avons inoculés à divers animaux sans succès, comme il
fallait s'y attendre, et je n'ai eu que dans ces derniers
temps l'occasion de faire cette inoculation chez l'homme,
d'une façon qui devait être inoffensive et qui pouvait
être utile. Mais déjà, en mai 1880, Bokaï et Puikelsteni
paraissent avoir fait avec succès des cultures de microbes
puisés dans la blennophthalmie aiguë, dans la blennorrhagie aiguë et dans la blennorrhagie chronique. Ces
cultures (il n'est pas dit malheureusement à quel degré
elles avaient été poussées, si c'étaient des premières ou
des cinquièmes cultures), furent inoculées dans l'urèthre
de cinq adultes de bonne volonté. Chez trois il se déve-
loppa une blennorrhagie aiguë avec les symptômes ordinaires. Tant qu'on ne saura pas le degré de la culture,
ces expériences n'auront pas la signification décisive
qu'elles devraient avoir. »

« En 1883, Bockhardt a publié le résultat d'une autre expérience. Il injecta dans l'urèthre d'un paralytique général une quatrième culture ; après deux jours et demi, un écoulement purulent se produisit qui alla en augmentant jusqu'au neuvième jour. Le malade mourut le dixième jour, avec des abcès du rein droit et une pneumonie hypostatique. Le pus de l'urèthre renfermait les micrococcus de Neisser qu'on trouva aussi dans le pus des abcès du rein. Ce fait paraît probant. Cependant on ne peut se défendre d'un sentiment d'étonnement en présence de cette complication rénale inusitée ; il est probable qu'on a produit une double infection, et que, à côté du micrococcus de Neisser, on a injecté quelque organisme septique, qui s'est développé dans l'urine de la vessie au rein, où il a produit la suppuration de cet organe, à la façon des abcès miliaires du rein chirurgical. Dans la même année, G. Sternberg a cultivé cet organisme et l'a inoculé sans résultat dans l'urèthre de l'homme. Il en conclut que ce n'est pas un agent pathogène et il l'assimile au micrococcus de l'urée [1]. Enfin,

1. Pendant la correction des épreuves de ces leçons, le journal la *France médicale*, a publié la traduction d'un article paru en mars 1884, dans la *Revista clinica terapeutica*. Dans cet article, dû au professeur de Amicis, la nature parasitaire de la blennorrhagie est discutée, et notamment le diplococcus gonorrhéique de Neisser, considéré comme élément pathogénique de la blennorrhagie, est regardé comme n'ayant aucune valeur. Le micrococcus décrit par Neisser dans le pus gonorrhéique ne serait autre que le micrococcus ureæ de Cohn, et dans des conditions spéciales de culture, il pourrait se transformer en divers micrococci pathogéniques. Ce microbe ne serait donc à peu près rien ; ce serait le milieu dans lequel il se développe et les circonstances présidant à ce développement qui seraient tout.

De Amicis a recherché si les micrococci existaient dans le pus de l'uréthrite expérimentalement provoquée par des moyens purement irritants, et n'ayant par conséquent aucun caractère de spécificité, et il y a trouvé des diplococci qu'il était impossible de différencier de ceux de la le 21 janvier 1884, dans le service de Bruch, à la clinique d'Alger, chez un malade totalement aveugle et atteint de pannus double qu'on allait soumettre à l'action substitutrice du microbe du jéquirity, j'ai proposé l'inoculation des cultures blennorrhagiques et inoculé

blennorrhagie contractée par contagion. « Cependant, dit M. L, Brocq, dans le *Journal de médecine de Paris*, auquel j'emprunte cette analyse, il y avait cette différence : c'est que dans la blennorrhagie vraie les diplocci existaient en grand nombre dans le protoplasma des corpuscules purulents, autour des noyaux, tandis que dans l'uréthrite inflammatoire simple, on n'en trouvait pas dans le protaplasma; ils étaient simplement disséminés ou accumulés dans le liquide intercellulaire et entouraient les cellules épithéliales; ils avaient de plus un diamètre moindre que ceux de l'uréthrite contagieuse. Si donc l'on admet les idées de Sternberg, et de Amicis les adopte, il faut en conclure que si la blennorrhagie peut résulter d'une contagion antérieure et être transmise par inoculations successives, elle peut aussi résulter du contact d'un urèthre sain avec des sécrétions vaginales, non blennorrhagiques d'origine. A l'appui de cette opinion, de Amicis cite des expériences qu'il a faites avec du pus de vulvovaginites spontanées, survenues chez des petites filles qui. n'avaient été soumises à aucune tentative criminelle et qui étaient parfaitement vierges; ce pus, transporté dans des urèthres sains, y a développé une inflammation blennorrhagique. Cet auteur pense donc que l'on doit admettre aujourd'hui que des catarrhes inflammatoires d'origine commune, indépendants de tout rapprochement sexuel, sont susceptibles, dans certaines conditions, de donner la blennorrhagie; le micrococcus gonorrhéique a alors une origine autochtone, il provient des microbes communs et indifférents qui existent à l'état normal dans toutes les sécrétions vaginales. La présence des micrococci ou diplococci, avec leurs dispositions spéciales et leur volume anormal dans des sécrétions uréthrales ou vaginales, indique donc que ces sécrétions sont contagieuses, mais elle n'indique point que ces sécrétions proviennent d'un contage antérieur : c'est là un point particulier d'une grande importance qu'il ne faudra point perdre de vue en médecine légale. »

L'opinion de Sternberg et de Amicis n'est pas soutenable. Les travaux de Bouchard, de Neisser, etc., les recherches que j'ai faites avec le docteur Goguel, les travaux de C. Paul prouvent d'une manière indiscutable, l'existence du gonococcus blennorrhagique. Dans l'analyse des sécrétions, dues à une uréthrite ou à une vaginite simples, non virulentes, le gonococcus a toujours manqué. Les faits du docteur de Amicis ne détruisent nullement ceux que j'ai avancés, relativement à l'étiologie de la blennorrhagie.

L. M.

sans succès une cinquième et une sixième culture. Si de nouvelles cultures doivent être faites chez l'homme, c'est, je crois, dans cette voie qu'elles devront être dirigées. Une cinquième culture qui ne montrera au microscope que des éléments sphériques, qui, inoculée sous la peau au lapin et au cochon d'Inde, ne déterminera aucun accident local ou général, pourra être inoculée chez l'homme aveugle atteint de pannus. Une telle expérience est légitime, parce qu'elle sera inoffensive et parce qu'elle peut être utile. »

De mon côté, je me propose, dès que j'aurai pu cultiver le microbe de la blennorrhagie, de pratiquer l'inoculation au singe en prenant toutes les précautions prescrites par Bouchard. Je me propose de même de soumettre ce microbe à l'action de divers agents médicamenteux, tels que l'acide phénique, la résorcine, le sublimé, et d'apprécier celui qui a la plus grande influence sur le microbe, qui le tue le plus sûrement, et la dose qu'il faut employer pour obtenir ce résultat. Je vous tiendrai, Messieurs, au courant de ces expériences, que vous pourrez suivre, du reste, en toute liberté.

[Mon collègue et ami, le Dr C. Paul a confirmé, dans la séance de la Société de thérapeutique du 22 octobre 1884, non seulement l'existence du gonococcus blennorrhagique, le siège primitif du micro-organisme dans les cellules épithéliales, mais encore il l'a cultivé et inoculé. En outre, il a proposé le traitement de la blennorrhagie par les solutions de sublimé corrosif et les moyens prophylactiques que j'ai préconisés relativement au lavage, après le coït, des organes génitaux par la solution de sublimé. Voici du reste un résumé de cette communication des plus instructives à tous égards :

« J'ai l'honneur, dit C. Paul, de présenter à la Société de thérapeutique, de la part d'un de mes élèves, le Dr Chameron, sa thèse inaugurale sur le traitement de la blennorrhagie, considérée comme affection parasitaire, par les injections au bichlorure de mercure au 1/20000.

» Depuis la découverte du gonococcus blennorrhagique, aucune culture ne paraît avoir été tentée suivant la méthode de Pasteur, et l'on n'a pu démontrer que ce microbe satisfasse aux trois conditions nécessaires pour établir sa spécificité : 1° trouver cet élément vivant dans l'organisme du malade; 2° l'isoler par des cultures successives; 3° reproduire la maladie première par l'inoculation des microbes isolés par la culture.

» Je crois être parvenu à remplir ces trois conditions et montrer ainsi la réalité de l'existence du gonococcus blennorrhagique. J'ai recueilli du pus blennorrhagique dans des tubes effilés à la lampe et flambés, avec toutes les précautions formulées par Pasteur pour ce genre de recherches; et, j'ai reconnu dans le liquide l'existence du micrococcus colorable par le bleu de méthylène, le violet de gentiane ou le violet de méthyle. On peut constater, avec un grossissement de 750 à 800 diamètres, ou encore en employant un appareil à immersion, et, surtout en recourant à l'éclairage d'Abbé, un grand nombre de petits points bleu foncés, situés dans les cellules épithéliales, ce sont les microcoques caractéristiques. Ce micro-organisme se présente par groupes de huit à dix à l'intérieur des cellules épithéliales. J'ai réussi à

obtenir des cultures successives de ce microbe dans le
bouillon de veau préparé et stérilisé par le procédé Pasteur ; le liquide devient trouble au bout de quarante-huit
heures, et, après quatre jours, renferme une quantité
considérable de micrococci animés de mouvements
browniens. Peut-être pourrait-on établir une relation
entre cette durée du développement et de la prolifération du microbe et la période d'incubation de la blennorrhagie qui est également de quatre jours environ. Si
l'on recueille, après le quatrième jour, pour l'ense-
mencer à nouveau, une petite portion du liquide de
culture, le micrococcus n'offre plus un développement
aussi parfait qu'au quatrième jour ; il semble qu'il ait
eu à souffrir de la diminution des éléments nécessaires
à sa vie, dans un milieu où il existe en nombre par trop
considérable. Si l'on veut utiliser alors le microbe pour
des expériences d'inoculation, il faut le *rajeunir*, pour
ainsi dire, en le plaçant de nouveau dans du bouillon de
culture non appauvri.

» Relativement à l'inoculation du gonococcus, j'ai inoculé une goutte du liquide de culture dans l'urèthre
d'une femme non atteinte d'affection vénérienne, et chez
laquelle une paralysie vésicale persistante, d'origine
hystérique, autorisait à tenter une irritation du canal
pour réveiller la contractilité du réservoir. Le sixième
jour se produisit une uréthrite aiguë, avec cuisson et
écoulement purulent ; mais toute inflammation disparut
au bout de vingt-quatre heures. Le pus de cette uréthrite n'a été ni ensemencé, ni inoculé ; je n'ai pas non
plus recherché la présence du microbe.

» Leistikow a constaté qu'une solution de sublimé au

1/20000 fait périr le gonococcus et a été conduit à employer une solution semblable pour le traitement de la blennorrhagie. C'est ce qu'a fait aussi Fantini dès 1861 ; mais il avait recours à des doses plus fortes. J'ai essayé à mon tour les injections au 1/20000. Chameron a expérimenté le même traitement à l'hôpital du Midi. Ces injections sont absolument inoffensives et ont fourni les meilleurs résultats ; vingt malades, atteints de blennorrhagie récente ou ancienne, ont été guéris par ce procédé, et la durée moyenne du traitement a été de sept jours. J'ai adopté, ajoute C. Paul la formule suivante :

Liqueur de Van Swieten............... 10 grammes.
Eau................................. 190   —

» Trois injections par jour. Le malade devra uriner avant chaque injection et se laver ensuite l'extrémité de la verge avec la solution antiseptique. Il est nécessaire d'employer le liquide chaud afin d'éviter tout spasme du canal s'opposant à la pénétration du sublimé dans toutes ses parties. Des injections semblables pourraient être utiles à la suite d'un coït suspect, et il serait sans doute avantageux qu'un règlement de police obligeât les maisons de tolérance à posséder une solution de sublimé au 1/20000 pour les lavages et injections prophylactiques[1]. »]

Quelques mots, Messieurs, en terminant cette ques-

---

1. Cette communication à la Société de thérapeutique a été faite pendant la correction des épreuves de ces leçons. J'ai tenu, vu son importance, à la mettre sous les yeux du lecteur.

L. M.

tion si intéressante, sur la technique qu'il faut suivre pour constater la présence du micrococcus blennorrhagique.

Procédé de Neisser. Le pus est étalé en fine couche sur une lamelle qu'on presse, pour l'amincir contre une autre lamelle, puis on le laisse sécher à l'air et on l'expose, pendant une ou deux heures, à une température de 120 à 150° sur la flamme du gaz; on fait agir ensuite la solution aqueuse du bleu de méthyle pendant vingt-quatre heures, on lave la préparation dans l'eau distillée et on la monte, après dessication, dans le baume de Canada.

Procédé d'Eschbaum. Cet auteur trouve le procédé de Neisser trop lent; il lui en a substitué un qui n'exige pas plus de vingt à trente minutes. Le pus est étendu sur la lamelle sèche, à l'air, puis on fait passer la face libre de la lamelle à trois reprises sur une flamme de lampe à alcool. On plonge ensuite la préparation pendant quinze à vingt minutes dans une solution aqueuse à un quart pour 100 de violet de gentiane, pendant vingt secondes dans l'alcool absolu, et on la fait sécher dans le papier à filtrer ou sur la flamme. On monte la préparation dans la glycérine ou le baume de Canada. Il est bon d'examiner avec l'objectif à immersion et l'appareil d'éclairage d'Abbé.

Le procédé, suivant Goguel, qui permet de colorer le plus nettement les micrococcus, consiste à faire baigner les lamelles, recouvertes de pus bien étalé et séché, dans une solution de bleu de méthylène dans l'eau distillée; il est nécessaire de les y laisser pendant ving. ou trente minutes. On les lave ensuite à l'eau distillée, puis on les plonge pendant trois ou cinq minutes dans une solution d'éosine dans l'eau distillée (1 gramme d'éosine pour 50 centimètres cubes d'eau). Ensuite après un nouveau lavage à l'eau distillée, on les plonge pendant deux minutes dans une solution iodo-iodurée.

Enfin on passe les lamelles à l'alcool absolu pour les décolorer partiellement, puis après les avoir trempées un instant dans l'eau distillée, on les sèche à une très douce chaleur. Avant de procéder à l'examen microscopique, on met une goutte d'essence de girofle sur la lamelle et on l'applique sur une lame préalablement recouverte d'une mince couche de baume de Canada.

D'après ce qui précède il est donc hors de doute aujourd'hui que la blennorrhagie est une affection vénérienne, virulente et contagieuse, *sui generis*, ayant son individualité propre et ne pouvant se reproduire que par un agent infectieux toujours identique à lui-même.

Ainsi que toutes les maladies virulentes, la blennorrhagie a une période d'incubation et une période d'état. Quelle est la durée de l'incubation? Quelle est la durée de la période d'état et du temps où cette affection vénérienne est contagieuse? Telles sont les questions dont il importe de chercher la solution.

La blennorrhagie, on le sait, est très contagieuse alors que le pus est déposé sur une muqueuse; mais elle n'est pas inoculable avec la lancette. Aussi est-il difficile de dire quelle est la durée de la période d'incubation. Pour Ricord l'action exercée par la matière morbide sur l'organe touché, commence dès le moment du contact. Seulement cette action est si faible qu'on en peut ignorer l'existence.

L'homme, n'éprouvant les premiers jours aucune souffrance, l'écoulement, en outre, n'étant ni abondant ni coloré, méconnaît ordinairement le début de l'affection ; aussi ne peut-il assigner une durée précise entre le coït présumé infectant et l'apparition de l'affection blennorrhagique, d'où l'exagération de temps assigné par le malade à l'incubation, alors qu'il lui donne une durée de dix, quinze et vingt jours. En général, on peut dire, d'après des exemples bien étudiés et bien observés, que la période d'incubation de la blennorrhagie est de vingt-quatre, quarante-huit heures au plus. Ce laps de temps, du reste, est presque celui observé dans les inoculations bacillaires pratiquées dans ces dernières années, surtout par Bokaï, qui vit la blennorrhagie se développer le troisième jour de l'inoculation du bacille. Cette question ne peut manquer d'être prochainement et complètement jugée, les observateurs se livrant à la culture du bacille blennorrhagique avec la plus grande ardeur.

Chez la femme, la durée de l'incubation est probablement la même, mais la solution du problème offre les plus grandes difficultés. Et d'abord la femme soumise à notre observation, dans cet hôpital, ne sait pas le plus ordinairement quel a été le coït infectant et à quelle époque il remonte? Car, jusqu'au jour où elle présente les phénomènes morbides qui caractérisent la blennorrhagie, souvent même, alors qu'ils évoluent depuis plusieurs jours, elle se livre au coït. Aussi ne peut-elle fournir aucune donnée sur le début de la blennorrhagie.

Ce qui complique encore le problème chez la femme, c'est qu'en réalité les symptômes de l'affection passent très facilement inaperçus de la malade et même du médecin. La solution de ce problème chez la femme est donc le plus souvent insoluble, du moins presque toujours entachée d'erreur. Toutefois, si j'en crois, le dire de quelques-unes de mes malades, surtout de mes malades de la ville, très attentives à observer le plus scrupuleusement possible leurs organes sexuels, la durée de l'incubation serait à peu près celle observée chez l'homme. Ainsi quelques-unes affirment que, vingt-quatre, trente-six heures après le coït supposé infectant, elles ont éprouvé une démangeaison uréthrale, une légère cuisson, une sensibilité exagérée en urinant, phénomènes qui, s'accusant les jours suivants et étant accompagnés d'une sécrétion muco-purulente uréthrale, indiquaient ainsi le début d'une blennorrhagie uréthrale. C'est la seule du reste qui puisse attirer l'attention des malades. La blennorrhagie vaginale passe tout d'abord inaperçue; ce n'est qu'au bout de quelques jours que la femme se *plaint de couler*, employant ainsi la même expression que l'homme pour désigner la blennorrhagie.

Quoiqu'il en soit de la durée de la période d'incubation qui varie, on le voit, de deux à cinq jours en moyenne, il faut savoir que l'incubation est plutôt le fait de la blennorrhagie virulente que celui d'une inflammation simple; aussi au point de vue du diagnostic il faut en tenir grand compte. L'uréthrite qui se développe quelques heures ou un jour après le coït, est le plus ordinairement simple, non contagieuse, non blennorrhagique. Ce fait était très important autrefois pour établir le diagnostic. Aujourd'hui il a perdu de sa valeur, la présence du bacille blennorrhagique levant les doutes.

J'arrive à la deuxième question. Pendant combien de temps la blennorrhagie est-elle contagieuse, est-elle susceptible de se transmettre? La solution de cette question est des plus importantes pour le syphiligraphe, tous les jours cette question lui est adressée par les malades. L'homme et la femme sont également intéressés à une réponse catégorique. La justice elle-même, au point de vue de l'identité de l'accusé dans les tentatives criminelles, le viol, dans les attentats à la pudeur, désire une solution nette et précise. Il est donc nécessaire d'étudier ce problème avec le plus grand soin.

La contagion est possible tant que l'affection blennorrhagique existe dans l'un des différents sièges qu'elle occupe sur les organes génito-sexuels et urinaires. Il n'est nul besoin pour cela que le liquide virulent soit abondant, une seule goutte suffit. Tant qu'un point quelconque des organes génitaux et sexuels, si petit qu'il soit, reste atteint, la blennorrhagie est contagieuse ; il peut en être ainsi pendant des mois, pendant des années. La contagion cesse le jour où le virus blennorrhagique est détruit. Aujourd'hui, serrant de plus près la question, je dis : la contagion cesse le jour où le bacille blennorrhagique est détruit.

Ainsi donc, pendant toute sa durée, la blennorrhagie est contagieuse ; elle est susceptible de se transmettre par inoculation. Il est à remarquer toutefois que la contagion présente des phases adéquates à l'intensité de l'affection. Que celle-ci soit très prononcée, très étendue, qu'elle affecte plusieurs sièges à la fois, la contagion est plus facile, plus assurée. Que l'affection, au contraire, soit ancienne, localisée, surtout aux follicules uréthraux, péri-uréthraux ou vulvaires, la contagion peut ne pas se produire. Il en est ainsi alors que la blennorrhagie occupe les follicules vulvaires ou péri-uréthraux. Mais que, par une circonstance quelconque : masturbation, coït, danse, équitation, excitation sexuelle, menstruation, etc., etc., le pus blennorrhagique, contenu dans le follicule fasse irruption et se dépose sur la muqueuse uréthrale, vulvaire ou vaginale, la contagion se produira. Il est important de se pénétrer de ces conditions de la contagiosité blennorrhagique, car elles donnent la clef des nombreuses opinions émises sur le développement de la blennorrhagie chez l'homme et même chez la femme, ainsi que des erreurs de diagnostic commises journellement par les médecins les plus distingués. C'est parce que les médecins, j'en suis convaincu, n'ont pas assez compté avec la localisation folliculaire de la blennorrhagie, avec la rupture, en un moment donné, du follicule ou des follicules blennorrhagiques, qu'ils ont été amenés à dire et à enseigner que l'homme peut contracter une blennorrhagie uréthrale dans les rapports sexuels avec une femme atteinte de leucorrhée vaginale ou utérine, avec une femme en pleine période menstruelle ; qu'il peut contracter la blennorrhagie alors qu'il pratique le coït après un bon repas, après un excès de boissons alcooliques, alors qu'il le pratique plusieurs fois de suite, et surtout si le coït est précédé de désirs vénériens ou d'excitations sensuelles prolongées, aussi bien chez l'homme que chez la femme.

Ce sont là, Messieurs, je ne le méconnais pas, tout autant de circonstances qui favorisent la contagion, mais, je le répète, elles ne peuvent en aucune manière produire de toute pièce une affection virulente. De plus, elles nous éclairent sur certains points obscurs de la pathogénie alors que nous voyons chez une femme l'affection être tantôt contagieuse, tantôt non contagieuse.

Aujourd'hui nous ne devons accepter comme positifs que les cas où le médecin, ayant reconnu chez l'homme une uréthrite blennorrhagique et non une uréthrite simple ou traumatique, viendra après une investigation des plus complètes des organes génito-urinaires de la femme, après un examen des plus consciencieux, affirmer que celle-ci n'est pas atteinte ou n'a jamais été atteinte de blennorrhagie. Tant que les faits ainsi contrôlés ne seront pas publiés, nous serons en droit de dire avec le professeur Gosselin « qu'une femme ne peut donner que ce qu'elle a », et d'affirmer à une femme comme à un homme, que l'affection vénérienne dont ils sont atteints, est une affection contagieuse, contractée dans un coït impur.

A cet égard, les exemples que j'ai recueillis, sont nombreux et des plus concluants. Maintes et maintes fois j'ai été consulté par des femmes se croyant guéries d'une blennorrhagie, datant de plus de cinq ans, et qui étaient tout étonnées d'apprendre que leur guérison n'était pas définitive et qu'elles avaient communiqué leur affection. Très souvent j'ai été consulté par un ménage dont l'un des conjoints était de même étonné d'avoir communiqué la blennorrhagie à l'autre, alors qu'il admettait que la guérison remontait à plusieurs mois, à plusieurs années.

Souvent enfin, j'ai été consulté par des femmes considérées comme guéries par mes confrères et chez lesquelles
je constatai encore l'existence de la blennorrhagie dans
les follicules vulvaires ou intra-uréthraux.

Je ne suis pas le seul, Messieurs, qui ai recueilli de
semblables faits. A. Guérin (page 287 de son livre sur
les *Maladies des organes génitaux externes*, Paris, 1864)
rapporte l'observation suivante : « Une femme contracta
une blennorrhagie avec son mari. Après un traitement
exactement suivi, elle se croyait guérie; lorsqu'elle devint veuve. Elle remarqua bien après ses règles, que son
linge était taché, mais dans l'intervalle de deux époques
menstruelles, elle n'avait pas le moindre écoulement.
Trois ans après la mort de son mari, elle devint éperdu-
ment amoureuse d'un homme marié. Malgré son désir
de rester vertueuse, il arriva que le lendemain de la cessation de ses règles, elle succomba, et quelques jours
après, je reconnus chez son complice l'existence d'une
blennorrhagie. Chez la femme je ne trouvai rien sur le
vagin; dans l'urèthre, je ne constatai ni rougeur, ni
suintement. Toutefois en pressant sur le canal de l'urèthre, je vis une toute petite gouttelette de mucus blanc
à l'entrée d'un des deux glandules placés au-dessous du
méat urinaire. C'était là, évidemment, le reste de l'ancienne blennorrhagie; il y en avait assez pour que la
maladie se transmît. »

Ce fait de A. Guérin et ceux que j'ai observés prouvent
donc, Messieurs, que la contagion de la blennorrhagie a
une durée illimitée; qu'elle ne disparaît qu'avec la cessation complète de l'affection. Il faut vous en souvenir,
alors que vous avez à vous prononcer sur son pronostic.

Avec les donnés actuelles de la science, fournies par la connaissance du bacille blennorrhagique, le médecin est à même de mieux apprécier cette question de la durée de la contagion ; j'espère montrer en outre qu'une thérapeutique, basée sur l'existence de cet agent infectieux, permet d'abréger non seulement l'évolution de la blennorrhagie, de diminuer la durée de la période de contagion, mais encore de guérir plus sûrement et plus rapidement cette affection vénérienne.

En terminant ces considérations sur l'étiologie de la blennorrhagie, je dirai que cette affection se montre à tous les âges de la femme. On l'observe aussi bien dans le jeune âge, chez la petite fille, objet d'attentats à la pudeur, de tentatives de viol, que dans un âge assez avancé. Il me serait facile de citer plusieurs observations recueillies dans mon service où j'ai constaté la blennorrhagie chez des femmes de cinquante, cinquante-cinq, soixante, soixante-cinq et même soixante-dix ans. Le début de cette affection était récent et prouvait qu'elle résultait d'un contage que la malade avouait du reste, en signalant l'amant avec lequel elle vivait. Disons, toutefois, que ces cas sont assez rares, et que la blennorrhagie s'observe chez la femme, pendant l'époque de la vie où les fonctions sexuelles s'exercent le plus fréquemment, c'est-à-dire alors qu'elle est à l'âge adulte.

Un point important de l'étiologie de la blennorrhagie, chez la femme, comme chez l'homme, est de connaître les causes qui influencent l'évolution de cette affection, celles surtout qui déterminent ou entretiennent l'état

chronique. En signalant la localisation de la blennorrhagie dans les follicules vulvaires et péri-uréthraux,
j'ai appelé l'attention surtout sur une lésion anatomique. De même, lorsque je montrerai que la blennorrhagie peut se localiser dans les follicules si nombreux
de la muqueuse du col utérin, il s'agira encore d'une
lésion anatomique qui, sachez-le, tant qu'elle persiste,
entretient la blennorrhagie et détermine son évolution
chronique. Il me reste à rechercher l'influence qu'une
maladie constitutionnelle, qu'une maladie diathésique
préexistantes exercent sur l'évolution blennorrhagique,
et réciproquement l'influence que la blennorrhagie
exerce sur une maladie constitutionnelle. La solution de
cette double question est des plus intéressantes pour
le médecin, tant au point de vue du pronostic que de la
thérapeutique de la blennorrhagie.

Les auteurs ont différemment envisagé cette question. Les uns ont pensé qu'une maladie constitutionnelle telle que la scrofule, l'arthritis, l'herpétis, pouvait engendrer la blennorrhagie; j'ai fait justice de
cette opinion en vous montrant que la blennorrhagie
était une affection *sui generis,* une affection virulente
produite comme toute affection virulente par un agent
infectieux, par le gonococcus blennorrhagique. L'uréthrite, chez l'homme, ainsi que l'uréthrite, la vaginite,
la métrite chez la femme, survenant sous l'influence
d'une maladie constitutionnelle préexistante, sont des
uréthrites, des vaginites, des métrites constitutionnelles,
sur l'évolution clinique desquelles je me suis expliqué
dans mes leçons sur ces affections, et non des uré-

thrites, des vaginites, des métrites blennorrhagiques.

Les autres ont recherché l'influence qu'une maladie constitutionnelle pouvait avoir sur l'évolution blennorrhagique. C'est ainsi que Vidal (de Cassis) (*Traité des maladies vénériennes*, 2ᵉ édit. 1855, p. 60) pense que la goutte, le rhumatisme, les vices dartreux, scrofuleux, peuvent avoir une influence sur la marche de la blennorrhagie. « Ainsi, dit-il, on voit chez des rhumatisants une chaudepisse se sécher rapidement sous un accès de rhumatisme et reparaître quand l'affection articulaire cesse; il est, par contre, des sujets qui voient paraître un écoulement à tous leurs accès de rhumatisme; on observe des dartreux dont les écoulements revêtent la chronicité de la dermatose; l'humeur devient alors séreuse, peu abondante; il y a des démangeaisons sur la muqueuse sécrétante, et l'on n'obtient, chez eux, une guérison complète que par les modificateurs longtemps continués qui s'adressent à la maladie cutanée. Le vice scrofuleux imprime de même un caractère de chronicité à la blennorrhagie. » D'autres auteurs ont remarqué que les personnes affectées d'affections cutanées avaient une propension plus grande à contracter la blennorrhagie.

De nos jours les syphiligraphes, ainsi que les chirurgiens qui étudient plus spécialement les affections des voies urinaires, notamment le professeur F. Guyon, ont observé l'influence des maladies constitutionnelles sur l'évolution de la blennorrhagie, et ont fait ressortir cette influence à propos surtout du passage facile de l'état aigu à l'état chronique.

Depuis plusieurs années j'appelle l'attention de mes

élèves sur cette action réciproque des maladies constitutionnelles sur la blennorrhagie et de celle-ci sur les
manifestations constitutionnelles. Il n'y a pas de jour, en
effet, où je n'ai l'occasion d'observer des femmes stru-
meuses, arthritiques, herpétiques, chez lesquelles l'affection blennorrhagique prend une allure particulière,
une modalité clinique spéciale, appelant de suite l'attention sur le mauvais terrain où elle évolue. L'année
dernière, dans mes leçons sur la vaginite non blennorrhagique, j'ai montré l'influence des maladies constitutionnelles sur la mache de l'inflammation vaginale,
simple ou traumatique. J'ai montré notamment que
la lésion anatomique, consistant dans les granulations
qui tapissent dans cert ains cas la surface de la muqueuse vaginale, était le résultat d'une maladie constitutionnelle préexistante, de la scrofule surtout, et non
le fait de la blennorrhagie ou de la grossesse, ainsi qu'on
l'a prétendu. Je ne puis que répéter aujourd'hui à propos
de la blennorrhagie, ce que je disais alors de la vaginite
non virulente : la maladie constitutionnelle préexistante
entrave l'évolution de la blennorrhagie en lui donnant
une modalité clinique et anatomique toute spéciale; d'où
il s'en suit un pronostic et des indications thérapeutiques en rapport avec la modalité clinique existante.

Dans d'autres cas, la blennorrhagie appelle sur les
organes génito-sexuels et urinaires des manifestations
de la maladie constitutionnelle. Vous observez la loi de
pathologie générale qui veut que toute cause irritante,
physiologique, traumatique ou pathologique, produise
sur un organe quelconque, sur un tissu quelconque,
une manifestation de la maladie constitutionnelle ou

diathésique, en puissance. Je me suis assez longuement étendu sur ce sujet à propos de mes études sur la métrite, sur la vulvite, sur la vaginite, sur la syphilis même, pour que je ne croie pas devoir entrer dans de plus longs développements sur cette influence pathogénique de la blennorrhagie. Il me suffit de rappeler à votre souvenir les malades soumises à votre observation lors de mes conférences cliniques. Vous ne sauriez en effet avoir oublié les manifestations éruptives, herpès, eczéma, érythème, survenues sur le vagin, sur la vulve, pendant le développement, pendant l'évolution de la blennorrhagie ; vous ne sauriez non plus oublier ces nombreux cas de blennorrhée, de métrite scrofuleuse, arthritique ou herpétique, dus manifestement à l'action, pour ainsi dire traumatique, de la blennorrhagie.

L'influence de la blennorrhagie sur la maladie constitutionnelle et réciproquement de celle-ci sur la première est donc indiscutable. Il faut en tenir grand compte dans l'étude pathogénique de cette affection, car elle est la source d'indications thérapeutiques nettes et précises. En outre elle jette un grand jour sur quelques accidents qui se développent dans le cours de la blennorrhagie, accidents dont la pathogénie, ainsi que je le dirai, a donné lieu à de nombreuses interprétations, notamment en ce qui concerne les arthropathies et les inflammations oculaires.

Tout en tenant compte, Messieurs, de l'influence d'une maladie constitutionnelle sur l'évolution chronique de la blennorrhagie, il est évident que ce n'est pas la seule à invoquer, et que notamment une mauvaise hygiène,

une mauvaise thérapeutique peuvent, dès le début de
l'affection vénérienne, lui imprimer une allure chronique, et être la source de nombreuses complications.
Tous les jours j'observe de pareils faits chez les malades
de cet hôpital. Le défaut de soins, une hygiène mal pratiquée, les excès de coït et par-dessus tout, un traitement
mal institué ou n'ayant pas été suivi dès le début de
l'affection, font que ces malades viennent réclamer des
soins, alors que la blennorrhagie est généralisée à tous
les organes génito-sexuels et urinaires ; alors qu'elle a envahi les follicules vulvaires, péri-uréthraux, et utérins ;
alors qu'elle existe à l'état subaigu et parfois même à l'état
chronique. Sachez-le, messieurs, la blennorrhagie chez
la femme doit être traitée dès le début et aussi énergiquement que possible; sans cela elle se localise rapidement dans les follicules ; elle passe à l'état chronique ; sa
durée est indéfinie ; sa thérapeutique des plus difficiles.

En terminant cette étude étiologique de la blennorrhagie, je ne puis passer sous silence deux questions qui
ont.été longtemps discutées par les syphiligraphes, mais
qui me paraissent aujourd'hui complètement résolues.
Le pus qui porte le virus syphilitique peut-il produire
la blennorrhagie, et réciproquement la blennorrhagie
peut-elle donner lieu à la syphilis? Qu'à l'époque où les
médecins n'étaient pas encore fixés sur la nature de la
syphilis et de la blennorrhagie, ces questions aient pu
être discutées, on le comprend ; que Vidal (de Cassis) ait
admis que le pus spécifique de la syphilis soit la cause la
plus fréquente, la plus puissante de la blennorrhagie, à
l'encontre des opinions de Ricord, on le comprend

encore; mais aujourd'hui, que nous connaissons la virulence spéciale de la blennorrhagie, le bacille, cause de cette virulence, je ne puis admettre une telle discussion et je dis : Le pus syphilitique, pas plus que la leucorrhée purulente de la métrite, que le pus sanieux du cancer utérin, ne produit la blennorrhagie. De même, connaissant les caractères spéciaux de la syphilis, maladie virulente générale, constitutionnelle, connaissant le bacille qui produit sa virulence et qui est tout autre que celui de la blennorrhagie, je ne puis admettre que la blennorrhagie, maladie virulente il est vrai, mais toute locale, produise une maladie constitutionnelle comme la syphilis. Aussi, aujourd'hui, est-il admis que la blennorrhagie et la syphilis ne sont pas deux maladies identiques pouvant s'engendrer l'une l'autre; mais bien deux maladies différentes, n'ayant aucun rapport entre elles. L'une est exclusivement locale, c'est la blennorrhagie; l'autre est susceptible de se généraliser, de se développer dans tout l'organisme, de constituer un état général constitutionnel, diathésique, c'est la syphilis.

TROISIÈME LEÇON

Ayant une idée précise de la pathogénie de la blennorrhagie, étudions maintenant les caractères cliniques
de cette affection. Pour faciliter la description, j'étudierai la blennorrhagie suivant les différents sièges
qu'elle occupe, ayant soin de dire que, si parfois chez la
femme, ainsi que chez l'homme, elle reste localisée à
certaines parties des organes génito-sexuels et urinaires,
assez ordinairement elle est généralisée à tous les
organes, vulve et urèthre, vagin et utérus, ou du moins
le plus souvent à deux seulement, urèthre et vagin.

En l'étudiant successivement suivant le siège qu'elle
occupe, je pourrai plus facilement appeler l'attention
sur les accidents dont elle est l'origine.

Le début de la blennorrhagie, alors que cette affection commence à se manifester, et qu'on ne peut prévoir quel sera son siège, est annoncé par une humidité vulvaire plus accusée qu'à l'état normal, par une chaleur des organes génitaux un peu plus grande qu'habituellement, par une démangeaison, par un prurit assez désagréables, se montrant surtout après la miction. Puis peu à peu apparaissent les phénomènes morbides en rapport avec le siège de la blennorrhagie.

Lorsque la blennorrhagie occupe la vulve, la lésion peut se borner à cet organe ou occuper en même temps les autres régions des organes génitaux, telles que l'urèthre, le vagin, etc. Astruc signale un cas où la blennorrhagie occupait seulement la vulve. De même chez l'homme, on voit parfois le gland seul être affecté de blennorrhagie (balanite, balano-posthite). Il qualifie ce cas de *gonorrhée bâtarde*.

« Il s'agit d'une jeune fille de dix à onze ans, violée un an auparavant ; le vagin étant trop étroit, l'action n'alla pas plus loin que la vulve. Le flux virulent venait de la surface de la vulve et non des prostates, des lacunes, du vagin, ainsi qu'il s'en assura à plusieurs reprises. » Ces cas sont rares. Presque toujours, en même temps, que la vulve, l'urèthre ou le vagin est atteint.

La vulve est entièrement ou partiellement atteinte, alors que la blennorrhagie est à l'état aigu. Dans le premier cas, la muqueuse est d'un rouge intense, tuméfiée, saignante au moindre contact, surtout dans les points où elle est dépouillée de son épithélium qui, macéré par le liquide purulent baignant constamment la vulve, tombe, laissant des îlots plus ou moins grands, d'un rouge vif, à configuration irrégulière. La muqueuse est plus ou moins tuméfiée ; il existe parfois un œdème des petites et même des grandes lèvres, reconnaissable à l'empreinte du doigt que gardent les téguments. Dans quelques cas, j'ai observé une lymphangite des grandes lèvres, se caractérisant, outre la tuméfaction, la rougeur des téguments, par des traînées linéaires d'un rouge sombre se dirigeant vers le ganglion interne de l'aine, siège d'une véritable adénite. La muqueuse vulvaire est recouverte d'un pus crémeux, non adhérent, légèrement glutineux, abondant surtout au niveau des plis, des culs-de-sac formés par la réflexion de la muqueuse sur les caroncules myrtiformes. Le pus, sans cesse secrété, laisse sur le linge, la chemise, des taches épaisses, irrégulières, de coloration jaune verdâtre. Chez les femmes malpropres, le pus baigne les régions environnant la vulve, telles que le périnée, la rainure interfessière, la partie supérieure des cuisses, où il produit une dermite eczémateuse intertrigineuse, douloureuse, sécrétante et recouverte de petites croûtes jaunâtres. L'odeur des organes génitaux est fétide, repoussante, *sui generis*.

En même temps que la rougeur uniforme de la muqueuse, on remarque des saillies rouges, disséminées sur toute la surface vulvaire, mais occupant pourtant des points assez déterminés. Ces saillies résultent de l'inflammation, de la tuméfaction des follicules glandulaires qui tapissent la muqueuse vulvaire. Cette inflammation a reçu le nom de *folliculite vulvaire blennorrhagique*. Astruc, ainsi que je l'ai dit, l'a parfaitement

décrite. Après lui, quelques auteurs, notamment Ricord,
Rollet, Vidal (de Cassis), Robert, l'ont signalée.

Laissant de côté pour l'instant les follicules qui
entourent l'urèthre, devant les décrire à propos de
l'urèthrite, de la folliculite uréthrale et péri-uréthrale, je
dirai que les follicules vulvaires sont disséminés sur le
vestibule, dans le sillon qui sépare la muqueuse vulvaire
des caroncules myrtiformes ou mieux de la muqueuse vaginale, puisque, ainsi que je le montre tous les jours, suivant l'opinion émise par Budin, l'hymen est la continua-
tion du vagin, un repli de la muqueuse vaginale. On les
trouve encore aux environs de l'orifice de la glande vulvo-
vaginale, ainsi que sur la fourchette. Ces follicules sont
généralement petits et situés peu profondément. Ce sont
en général des glandes en grappes, tapissées sur toute
l'étendue de leur conduit excréteur par un épithélium
cylindrique, qui prend peu à peu le caractère pavimenteux, à mesure qu'on se rapproche des utricules sécré-
teurs. Ces follicules possèdent une tunique propre, transparente, homogène, hyaline, entourée par un réseau de
fibres élastiques et de fibres lamineuses. Ils secrètent un
liquide muqueux, transparent, légèrement glutineux et
adhérent.

L'inflammation blennorrhagique de ces follicules, dé-
signée sous le nom de folliculite blennorrhagique, se
présente sous forme de saillies rouges, du volume d'une
petite tête d'épingle, à sommet acuminé, d'une coloration rouge, intense au début, puis blanche par suite
du pus qui se forme et qu'une légère pression fait sortir.

Dans ce cas, on voit un petit orifice, qu'un stylet extrêmement fin franchit et qui pénètre dans une petite cavité ayant au plus de un à deux millimètres de profondeur. Les jours suivants, la sécrétion purulente se reproduisant, l'écoulement du pus a lieu par ce même orifice. Ceux d'entre vous, Messieurs, qui suivent assidûment la clinique, ont observé maintes et maintes fois cette lésion blennorrhagique.

Comme conséquence de cette folliculite, on voit survenir parfois des fistules, tantôt incomplètes (borgne externe), tantôt complètes.

Astruc a parfaitement observé ces fistules consécutives à l'inflammation blennorrhagique des follicules vulvaires. « Si, dit-il, les follicules de la fourchette s'enflamment et suppurent, l'abcès peut s'ouvrir du côté du vagin ou du côté du fondement ou de l'un et de l'autre côté. » Toutefois cet éminent syphiligraphe ne paraît avoir observé que des fistules complètes.

Les fistules consécutives à la folliculite blennorrhagique vulvaire sont, en effet, complètes ou incomplètes, et dans ce cas, toujours borgne externe. J'ai recueilli des observations de l'une et l'autre variété.

Chez deux de mes malades la fistule était complète. Chez elles la lésion avait été précédée par une légère tuméfaction de la fourchette; cette tuméfaction était le siège d'élancements, de douleurs assez vives. Les malades en avaient eu parfaitement conscience soit par le toucher, soit lors de la marche rendue difficile et pénible. Cette tuméfaction avait disparu subitement deux à trois jours après son apparition, et les malades avaient remarqué sur la chemise une tache jaunâtre, épaisse, pendant plusieurs jours. A leur entrée dans mes salles, je constatai à gauche de la ligne médiane de la fourchette un orifice qui aurait pu passer inaperçu, si, par la pression, je n'avais fait sortir une gouttelette de pus crémeux, jaunâtre.. A l'aide d'un stylet, je pus m'assurer de l'existence d'un trajet fistuleux se dirigeant d'avant en arrière vers le vagin, pénétrant sous le vagin, puis à trois ou quatre millimètres s'infléchissant et venant s'ouvrir sur la muqueuse anale, à peu de distance de l'anus (fistule ano-vulvaire).

Par suite de l'irrégularité du trajet fistuleux ou pour toute autre circonstance, les gaz, les liquides intestinaux n'avaient aucune issue par l'orifice vulvaire. Aussi ces malades n'éprouvaient aucun inconvénient de leur fistule ano-vulvaire. Il en a été de même dans les cas signalés par Astruc. Il en résulte que les malades n'ont aucune conscience de cette lésion, et que le médécin ne la constate que par une observation attentive, par un examen scrupuleux de la vulve.

Quant aux fistules incomplètes, elles sont assez fréquentes. Vous en avez un bel exemple sous les yeux chez une malade de la salle Natalis Guillot, n° 7. Cette malade, âgée de vingt-cinq ans, est entrée le 15 janvier 1884. Elle est atteinte de syphilis, d'une uréthro-vulvo-vaginite blennorrhagique avec folliculite vulvaire et péri-. uréthrale blennorrhagique. En outre il existe une blennorrhagie de la glande vulvo-vaginale droite. Chez cette malade, j'ai constaté, dès son entrée, sur la fourchette, huit à dix follicules saillants, rouges et purulents. Quelques jours après, la pression exercée sur deux d'entre

eux, situés l'un à droite, l'autre à gauche du raphé médian
de la fourchette, faisait sortir une certaine quantité de
pus. Le stylet introduit dans l'orifice me permit de constater une poche sous-muqueuse se dirigeant vers l'orifice vaginal, d'une longueur de trois à quatre millimètres environ. Ce trajet fistuleux est incomplet. C'est
la première phase de la fistule ano-vulvaire. J'ai institué
un traitement énergique, la cautérisation du trajet par
le galvanocautère. J'espère que la fistule ne se com-
plètera pas et que j'en obtiendrai la cicatrisation. Je
reviendrai du reste sur ce fait à propos du traitement de
la blennorrhagie et principalement de celui de la folliculite blennorrhagique par la cautérisation au galvano-
cautère, que j'ai institué au mois de février dernier dans
mon service. (Quinze jours après cette leçon, les fistules
étaient guéries.)

Outre la folliculite, la blennorrhagie vulvaire se localise
assez fréquemment dans la glande vulvo-vaginale et parfois seulement dans le conduit excréteur de cette glande
(bartholinite blennorrhagique). Dans ces cas, l'orifice
de la glande situé, vous le savez, vers la partie moyenne
de la fente vulvaire, derrière les caroncules myrtiformes,
est d'un rouge vif, légèrement boursouflé, la pression
fait sourdre une petite gouttelette de pus. Si la blennorrhagie occupe le canal et la glande, celle-ci est tuméfiée
plus ou moins, elle est saillante, tendue, douloureuse. Par
une palpation légère, méthodique, on constate la fluc-
tuation, signe physique du développement d'un abcès. En
général, si le médecin n'intervient pas immédiatement,
s'il n'incise pas l'abcès, celui-ci s'ouvre au dehors, soit

par l'orifice du canal excréteur, soit par suite de la rupture de sa paroi amincie. Une fistule est assez souvent la conséquence de l'ouverture spontanée de l'abcès, ainsi que je l'ai dit dans mes leçons sur l'inflammation de la glande vulvo-vaginale. La blennorrhagie occupe une des glandes ou les deux à la fois. Ce dernier cas est assez fréquent.

L'inflammation blennorrhagique vulvaire aiguë s'accompagne des symptômes ordinaires de la vulvite aiguë. La malade accuse une ardeur, une cuisson vive, douloureuse, des organes génito-sexuels; une démangeaison parfois excessive; une grande difficulté de la marche, et une gêne très grande pour la position assise. Les premiers jours, elle est obligée de garder sinon le lit, du moins le décubitus dorsal. Ces troubles locaux sont parfois assez prononcés pour produire un léger état fébrile, l'anorexie, l'insomnie.

L'évolution de cette blennorrhagie est assez rapide. Elle dure à peine huit à quinze jours. A mesure que les lésions s'amendent, les symptômes locaux et généraux disparaissent et la guérison se prononce.

L'évolution est tout autre s'il existe une folliculite ou une inflammation de la glande vulvo-vaginale. Dans ce cas, si le médecin n'institue pas, dès le début, un traitement énergique, s'il ne détruit pas le bacille qui, développé dans les cellules épithéliales de la muqueuse des follicules et de la glande, entretient l'inflammation blennorrhagique, la blennorrhagie passe à l'état chronique.

L'inflammation du follicule est due, en effet, au gonococcus blennorrhagique; le micro-organisme se développe dans les cellules épithéliales, la suppuration en est la conséquence. Aussi, tant que le microbe n'est pas détruit, la blennorrhagie persiste; elle évolue chroniquement.

La folliculite chronique blennorrhagique donne lieu à de très légers phénomènes morbides, si légers même, que la malade n'a aucune conscience de cette lésion. Sur la vulve il existe, çà et là, des points rouges, saillants, non douloureux. La pression entre deux doigts fait sortir une légère gouttelette d'un liquide blanchâtre, séreux, contenant des leucocytes. La malade n'accuse ni démangeaison, ni douleurs.

Cette folliculite peut persister indéfiniment. Il est à remarquer que certaines causes, telles que la menstruation, les excès sexuels, l'équitation, la danse, une marche excessive, la manuélisation, le travail par la machine à coudre, lui font subir une recrudescence qui s'accuse par une tuméfaction plus marquée, une rougeur plus intense et une sécrétion plus abondante. Ces causes agissent de même sur la bartholinite chronique. Nous retrouverons cette même action dans l'étude de la folliculite uréthrale et péri-uréthrale. Avec cette recrudescence coïncide une activité plus grande dans la contagion; d'où l'explication qu'une femme, atteinte de blennorrhagie, est contagieuse dans certains moments et non dans d'autres.

La folliculite chronique, par suite de recrudescences successives, par suite d'abcès se produisant sans cesse, peut, ainsi que l'aiguë, se terminer par des fistules incomplètes et complètes.

La bartholinite blennorrhagique chronique se caractérise par une rougeur plus accusée de l'orifice externe du
canal excréteur de la glande, par une tuméfaction légère,
dure, rénitente de la glande, et par une sécrétion purulente, appréciable surtout par la pression. Lors d'une
recrudescence inflammatoire, la tuméfaction devient
plus considérable, en même temps que la douleur à la
pression est plus vive. La marche est impossible ou du
moins très difficile. Les rapports sexuels sont sinon
impossibles, du moins très douloureux.

La résolution inflammatoire peut se faire; la glande
diminue de volume, les signes physiques disparaissent.
Parfois pourtant la résolution n'a pas lieu, la tuméfaction augmente, les douleurs deviennent plus intenses;
un abcès se produit. Chez une de mes malades cette évolution était des plus caractéristiques. La recrudescence
coïncidait avec le coït qui avait lieu à des époques assez
éloignées. Il s'agit d'une dame, âgée de vingt-six ans,
ayant contracté la blennorrhagie du fait de son mari.
La blennorrhagie était vulvo-vaginale et uréthrale. La
glande vulvo-vaginale droite était aussi le siège de la
blennorrhagie. Cette dame était venue me consulter après
avoir subi pendant un an un traitement des plus variés.
Son médecin la considérait comme guérie. Tous les
deux ou trois mois, deux à trois jours après un rapport
sexuel, une grosseur, me disait-elle, survenait à droite
de la vulve; cette grosseur était douloureuse pendant
quatre à cinq jours, puis disparaissait après un écoulement de liquide purulent et sanguinolent.

Chez cette dame, je constatai tout d'abord que la
blennorrhagie dont elle était atteinte depuis deux ans

environ, n'était pas guérie. Il existait deux à trois follicules uréthraux et péri-uréthraux saillants et purulents,
un écoulement séro-purulent uréthral, alors que la
malade n'avait pas uriné depuis plusieurs heures, et deux
à trois follicules vulvaires, rouges, saillants, près de
l'orifice du canal excréteur de la glande vulvo-vaginale
gauche. L'orifice de cette glande était de même rouge et
purulent; la pression faisait sortir une gouttelette de pus.
La glande vulvo-vaginale droite était légèrement volu-
mineuse, douloureuse. Au-dessous de l'orifice normal,
à un centimètre environ, existait un point rouge qui
n'était autre que l'orifice d'un trajet fistuleux faisant
communiquer ce point avec le canal excréteur de la
glande; un stylet très fin parcourait ce trajet, et son
extrémité sortait par l'orifice glandulaire normal.

Cette observation est des plus intéressantes en ce
qu'elle vous montre non seulement la persistance de la
blennorrhagie pendant plusieurs années, l'existence d'une
fistule du canal de la glande de Bartholin, mais encore la
recrudescence de la blennorrhagie sous l'influence d'une
excitation sensuelle, d'un traumatisme. Elle est aussi un
exemple remarquable de la contagion persistante de l'affection blennorrhagique. Toutes les fois que le coït était
pratiqué quelques jours après la cessation des phénomènes aigus de la bartholinite, la blennorrhagie apparaissait chez le mari. Il était bien difficile de ne pas attribuer à la contagion, due à la femme, cette apparition de
l'affection gonorrhéique chez ce dernier; car, celle-ci
une fois guérie, il était impossible d'en constater la trace,
le canal uréthral était sain. J'ai appris, en outre, que si
le mari avait des rapports sexuels avec une autre femme,

la blennorrhagie ne survenait pas, tandis qu'elle apparaissait dès qu'il avait un rapport sexuel avec sa femme.

Dans d'autres cas, la blennorrhagie chronique reste limitée au conduit excréteur de la glande de Bartholin. L'orifice du canal est rouge; le canal est dilaté et parfois infundibuliforme; on y introduit facilement un stylet. Quelquefois j'ai observé une légère exulcération entourant cet orifice. Cette exulcération devient facilement la porte d'entrée de la contagion syphilitique ou d'un chancre simple. Je vous ai montré souvent, en effet, à ce niveau, soit un chancre syphilitique, soit un chancre non infectant, alors que la femme était atteinte en même temps d'une vulvite blennorrhagique caractérisée par une folliculite et une bartholinite chroniques. La blennorrhagie peut rester ainsi localisée au canal excréteur. La glande ne paraît pas altérée; la pression du canal glandulaire fait sourdre une légère gouttelette de pus; mais, qu'il survienne une irritation du conduit, soit par suite du coït, soit par suite de manœuvres illicites, l'inflammation augmente et se propage à la glande elle-même. Les abcès à répétition de la glande vulvo-vaginale, j'y insiste, ont souvent pour origine la blennorrhagie chronique du canal excréteur.

La blennorrhagie vulvaire coïncide toujours soit avec l'uréthrite, soit avec la vaginite blennorrhagiques. Sauf le cas signalé par Astruc, je n'ai jamais eu l'occasion d'observer la blennorrhagie vulvaire à l'état isolé. Je crois pourtant qu'elle peut exister, alors surtout qu'elle se caractérise par la folliculite chronique. Je suis porté d'autant plus à l'admettre que j'ai observé assez souvent la folliculite blennorrhagique pré-uréthrale à l'état isolé. Quoi qu'il en soit, cet état est très rare. La blennorrhagie vulvaire accompagne le plus ordinairement, je le répète, la blennorrhagie vaginale et la blennorrhagie uréthrale.

QUATRIÈME LEÇON

La blennorrhagie uréthrale se montre, comme la précédente, à l'état aigu, subaigu ou chronique.

Les opinions des syphiligraphes varient sur l'existence de l'uréthrite blennorrhagique chez la femme. Les
uns, avec Swédiaur, Cullerier, etc., la considèrent comme
très rare ; les autres avec Astruc, Bell, Gibert et A. Guérin, la regardent comme très fréquente. Ainsi que ces
deux derniers médecins qui ont observé dans cet hôpital,
pendant plusieurs années, je considère l'uréthrite blennorrhagique comme une affection très commune. Sur
plus de deux mille cas dont j'ai recueilli l'observation, je
n'ai pas encore observé un seul cas où l'uréthrite fît défaut, alors qu'il existait soit une vaginite, soit une vulvite
blennorrhagiques. Il faudra vous en souvenir, Messieurs,
à propos du diagnostic. Par contre, il n'est pas rare de

noter l'absence de la vaginite alors que l'uréthrite débute; la vaginite survient plus tard. La vaginite, alors, est le résultat d'une auto-inoculation. De même, parfois au début de la blennorrhagie, on constate la vaginite, l'uréthrite ne survient que les jours suivants. Ici encore, l'inflammation uréthrale résulte de l'auto-inoculation. Notons seulement ce fait, le premier cas est de beaucoup le plus fréquent.

Avant de commencer la description de l'uréthrite blennorrhagique, je dois rappeler en quelques mots la situation des follicules glandulaires qui entourent le méat urinaire chez la femme. Il est, en effet, très important de la connaître, puisque, ainsi que je le montre tous les jours, ces follicules sont presque toujours atteints dans la blennorrhagie uréthrale; puisque ces follicules restent malades alors que l'uréthrite a disparu, alors que la blennorrhagie vagino-utérine ou vulvaire est guérie; puisque ces follicules, enfin, sont l'origine de fistules variées.

Tout d'abord il faut savoir que l'urèthre de la femme contient de nombreuses lacunes glandulaires, plus développées à mesure qu'elles se rapprochent du méat; que ces lacunes peuvent, de même que chez l'homme, être le siège d'abcès blennorrhagiques et de fistules, ainsi que j'en signalerai un cas dont la pièce moulée existe dans mon musée pathologique. De chaque côté de la saillie médiane que présente inférieurement le méat urinaire, on observe en outre deux glandules qui sont souvent atteints dans la blennorrhagie; c'est la blennorrhagie folliculaire pré-uréthrale ou uréthrite externe blennorrhagique de A. Guérin.

En dehors du méat, sur les parties latérales, tantôt sur la saillie des bords latéraux de cet orifice, tantôt plus en dehors, à la base même des bords, se voient les orifices de deux conduits glanduleux, plus longs que les précédents, et de même souvent atteints de blennorrhagie, d'abcès et de fistule, ainsi que je le dirai. Ces conduits glanduleux ont été décrits par Astruc sous le nom de prostates. « Les prostates, ou plutôt la prostate, dit cet auteur, qui, dans les femmes, embrasse l'urèthre, s'ouvre dans la vulve, sous le clitoris, par deux petits orifices ou lacunes qui se trouvent de chaque côté de l'urèthre » (t. III, 3e édit., p. 7).

Un de mes excellents internes, Lormand, dans un travail sur un cas de fistule prostato-uréthrale observé dans mon service l'année dernière, a fait à ma recommandation les recherches anatomiques suivantes :

« Les follicules prostatiques ou prostates sont situés presque symétriquement de chaque côté du méat à 3 ou 4 millimètres des bords de l'orifice, sur le trajet d'une ligne horizontale qui le séparerait en deux parties ; cette disposition est cependant relativement peu fréquente ; le plus souvent ils sont situés au fond de sortes de lacunes placées de chaque côté de la partie inférieure du vestibule. D'autres fois on les rencontre sur les parois mêmes de l'orifice uréthral, souvent aussi on ne les observe pas, ils sont remplacés par des cavités lacunaires qui entourent l'orifice de l'urèthre. Leur longueur est également variable. Tandis que, dans quelques cas, on peut

introduire un stylet très fin à une profondeur d'un centimètre, dans d'autres, c'est seulement à 4 ou 5 millimètres que l'on peut faire pénétrer l'instrument; parfois même le stylet le plus fin ne peut nullement être
introduit. De ce fait cependant on ne peut rien préjuger
pour la longueur des follicules, car leur disposition n'est
pas celle d'un tube dont les parois seraient lisses. Sur
des pièces que nous avons disséquées et sur lesquelles
les follicules avaient 7 à 8 millimètres de longueur, il nous
a été facile de voir que les parois étaient tapissées de
quelques rares dépressions, petites lacunes, ouvertures
glandulaires, dirigées dans le sens de l'orifice du follicule lui-même, et dans lesquelles l'extrémité du stylet
peut venir buter et s'arrêter, de même que les petites
sondes, dans l'urèthre de l'homme, peuvent être arrêtées
parfois par l'orifice des glandes qui en tapissent les
parois. »

Ces follicules sécrètent un liquide muqueux, transparent, qui sort par la pression et semble venir parfois de
l'urèthre. Mais un peu d'attention permet de lui attribuer sa véritable origine, ce qu'il est très important de
faire alors que les follicules sont le siège de la blennorrhagie.

Ceci admis, étudions maintenant la blennorrhagie
uréthrale et ses conséquences.

Le début de l'uréthrite blennorrhagique aiguë s'an-
nonce par un léger prurit, puis par une douleur, une cuisson, accompagnant chaque miction. A l'examen de la
femme, quelques jours après l'apparition de ces phénomènes morbides, on constate que le méat urinaire est

boursouflé ; la muqueuse d'un rouge intense fait pour ainsi dire hernie ; elle est baignée par un liquide purulent, verdâtre, assez épais, assez abondant, augmentant par la pression, alors que le doigt, introduit dans le vagin, exerce une pression sur le canal uréthral d'arrière en avant, du col vésical vers le méat. Cette pression est douloureuse, et elle permet, en outre, de constater que l'urèthre est volumineux, dur. Parfois même une pression un peu forte au niveau du méat produit un léger écoulement de sang ; quelques gouttes de sang se trouvent mélangées au liquide purulent. La miction devient de plus en plus douloureuse ; les femmes redoutent ce moment. J'ajoute toutefois que la douleur n'est jamais comparable à celle qui accompagne la miction chez l'homme atteint de blennorrhagie aiguë.

Le liquide purulent de l'urèthre, ainsi que celui qui remplit les follicules péri-uréthraux, les prostates, contient de nombreux gonococcus, ainsi que s'en est assuré le Dr Goguel. Dans les recherches qu'il vient de faire sous ma direction, les micrococcus sont même beaucoup plus abondants dans le pus des follicules que dans celui de la bartholinite et de la vaginite blennorrhagiques.

A côté de la rougeur uniforme de la muqueuse, on observe un semis plus rouge dû aux follicules saillants, enflammés. Ces follicules sont tantôt nombreux, vous pouvez en compter six, huit, dix, entourant complètement le méat, tantôt au nombre de deux, situés de chaque côté de la saillie médiane inférieure de l'urèthre, tantôt, enfin, au nombre encore de deux, placés sur les parties latérales.

Chez la femme, la blennorrhagie aiguë occupe toute

l'étendue de la muqueuse; elle est rarement limitée, comme chez l'homme, où les lésions sont souvent bornées soit à la fosse naviculaire, soit à la région membraneuse, soit à la région prostatique. Chez la femme, la muqueuse uréthrale est rouge dans toute son étendue, du col vésical au méat; elle est injectée; sa consistance et son épaisseur sont à peu près normales; elle peut être exfoliée au niveau du méat, mais elle n'est pas ulcérée, ainsi qu'on le voit parfois chez l'homme; aussi le rétrécissement uréthral blennorrhagique est inconnu chez la femme.

Les follicules muqueux sont enflammés; ils sont apparents, saillants. Leur volume est augmenté; leurs parois sont épaissies par suite de la périfolliculite qui s'est développée.

Un de mes excellents internes, Hamonic, en a étudié l'anatomie pathologique. Il a constaté une hypertrophie et une prolifération des culs-de-sacs glandulaires. Lorsque ces lésions sont très accusées; les follicules prennent un développement considérable; ils deviennent coniques et prennent un aspect polypiforme. A plusieurs reprises j'ai appelé l'attention de mes élèves sur cette altération, en leur montrant que les polypes uréthraux de la femme ont souvent pour origine la folliculite uréthrale et pré-uréthrale blennorrhagiques. Il faut savoir toutefois que cette lésion appartient plutôt à la folliculite chronique qu'à la folliculite aiguë. Celle-ci donne lieu surtout à la formation d'abcès miliaires. Dans ce cas, autour de l'orifice uréthral, on voit deux, trois, quatre follicules saillants, surmontés d'un petit point blanc qui, incisé ou pressé, laisse écouler une petite quantité de pus. Le pus écoulé, on ro uve une petite cavité qui se ferme rapidement. Cette cavité se remplit de nouveau, se vide et se remplit ainsi de suite, jusqu'à guérison complète, obtenue à l'aide d'un traitement énergique. Tant que ces follicules persistent, la contagion est possible. A ce point de vue, leur rôle est identique à celui des follicules vulvaires.

Cette description de la folliculite blennorrhagique uréthrale et pré-uréthrale s'applique à la folliculite prostatique, avec cette différence qu'il n'existe qu'un seul abcès ou deux abcès, placés de chaque côté de l'orifice uréthral, suivant que les deux prostates sont atteintes isolément ou simultanément.

Dernièrement j'ai pu vous montrer un cas type de cette lésion prostatique sur une malade couchée au n° 23 de la salle Cullerier. Cette malade, âgée de vingt-trois ans, atteinte de syphilis et de blennorrhagie vulvo-uréthrale, présentait un abcès du follicule prostatique droit que la seule pression des doigts a fait vider. A l'aide d'un stylet très fin, j'ai sondé la cavité mise à nu par la sortie du pus; le stylet a été introduit de 2 à 3 millimètres, et je n'ai pu trouver de communication avec l'urèthre. Voici du reste un dessin de cette lésion pris par Encausse, externe du service (fig. 1 et 2).

Ces abcès folliculaires, le plus ordinairement, se cicatrisent rapidement. Dans certains cas, le pus se collectant, fuse vers les parties environnantes ou vers les parties profondes; il en résulte deux variétés de fistules, les unes complètes, les autres incomplètes. Suivant qu'elles succèdent à une folliculite pré-uréthrale, à une folliculite prostatique, à une folliculite intra-uréthrale, vous avez autant de groupes de fistules dont il m'a été donné d'observer plusieurs spécimens.

Les chirurgiens n'ont probablement jamais observé cette lésion ; car ils n'en donnent, je crois, aucune description. Astruc pourtant l'a signalée dans son traité

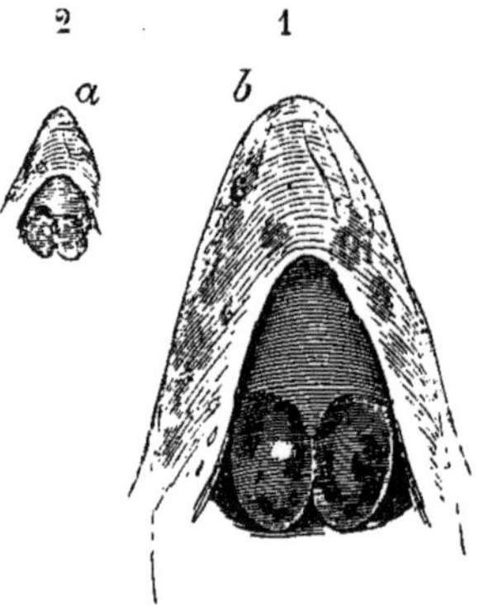

Fig. 1. — *a*, orifice de l'urèthre ; *b*, abcès prostatique droit.
Fig. 2. — Volume normal de l'abcès.

(p. 186). « De même, dit-il, que j'ai vu, chez l'homme, des fistules intra-uréthrales, uréthro-périnéales et même uréthro-anales et périnéales, succèder à l'abcès formé dans les lacunes glandulaires, de même, chez la femme, des abcès peuvent se former dans les prostates, et si le pus ne s'évacue pas au dehors par les lacunes, il s'ouvre insensiblement un chemin dans l'urèthre ou dans le vagin. » Vous le voyez, Astruc a surtout observé la variété prostato-uréthrale et prostato-vaginale. Plus heureux que lui, j'ai rencontré deux autres variétés, la fistule folliculo-vestibulaire ou folliculo-péri-uréthrale, et la fistule intra-uréthrale incomplète, qui, complète, devient uréthro-vaginale.

Voici la relation de ces faits :

a. *Fistule folliculaire pré-uréthrale ou folliculo-vesti-bulaire.* — Plusieurs d'entre vous ont observé une malade couchée au n° 32 de la salle Natalis Guillot. Elle est entrée le 1ᵉʳ avril 1884 pour une uréthrite blennor-rhagique chronique avec folliculite pré-uréthrale. Rela-tivement à la lésion qui nous intéresse actuellement, vous avez pu constater, sur la partie latérale droite et un peu en dehors du méat, l'orifice d'un gros follicule qui lais-sait couler un pus crémeux. En introduisant un stylet dans cet orifice, je pénétrais dans un trajet fistuleux abou-tissant sur la lèvre droite du méat, en dehors et en avant de l'orifice de l'urèthre ; ce trajet mesurait un centimètre et demi environ. Cette fistule était donc pré-uréthrale ou folliculo-vestibulaire. Je n'ai point trouvé de diver-ticules (1).

Voici le dessin de cette lésion fait par un de mes élèves (fig. 3).

Quelques jours, plus tard, j'ai soumis à votre examen une malade, couchée au n° 10 de la salle Natalis Guillot. Cette malade, entrée de même pour une blennorrhagie, présentait deux fistules : l'une prostato-vaginale incom-plète, l'autre folliculo-vestibulaire ou folliculo-pré-uréthrale.

A droite du méat, au niveau de la prostate, je cons-tatai un petit orifice du diamètre de 2 millimètres en-

---

(1) Je me proposai de cautériser cette fistule avec le galvanocautère, lorsque, quelques jours après son entrée, cette malade quitta l'hôpital.

viron. Un stylet introduit pénétrait facilement, en se dirigeant vers le vagin, à une distance de 2 centimètres et demi ; l'extrémité en était facilement perceptible au

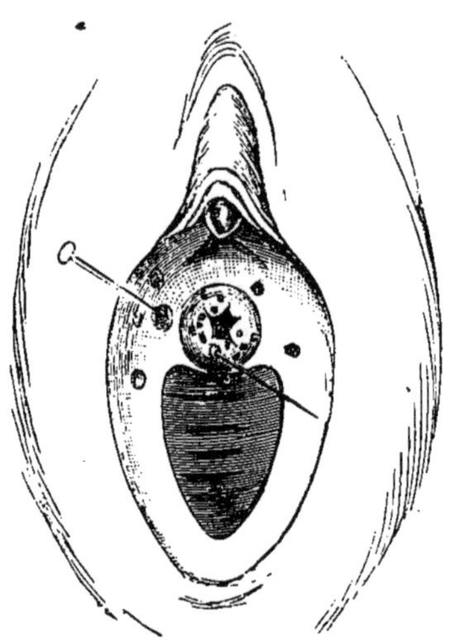

Fig. 3. — *a*, clitoris ; *b*, Gland clitoridien ; *c*, orifice de l'urèthre ; *d*, orifice vulvo-vaginal ; *e*, fistule pré-uréthrale ou folliculo-vestibulaire ; *f*, follicules vulvaires blennorrhagiques.

niveau de la paroi vaginale, à un centimètre en arrière de l'anneau vaginal. La paroi du vagin seule séparait le doigt, introduit dans le conduit vaginal, de l'extrémité du stylet. Il s'agissait donc d'une fistule prostato-vaginale incomplète, variété dont Astruc a observé plusieurs cas.

En outre, au-dessous du méat, un peu à droite, il existait un autre orifice, irrégulier, ayant à peu près la forme d'un Y. Un stylet pénétrait facilement dans une cavité assez large pour permettre un déplacement de la pointe dans une étendue de 3 à 4 millimètres. A son extrémité inférieure, cette cavité présentait un pertuis qui venait aboutir sur la partie latérale droite du vestibule, immédiatement en avant de l'anneau vaginal. Il s'agissait donc encore ici d'une fistule folliculo-vestibulaire ou pré-uréthrale.

Ces deux fistules, prostato-vaginale et folliculo-vestibulaire, étaient chez cette malade complètement indépendantes l'une de l'autre. Deux stylets introduits simultanément par chacun des orifices permettaient de reconnaître qu'il n'existait aucune communication entre elles.

b. *Fistule prostato-uréthrale.* Cette fistule a été décrite par mon excellent interne, Lormand, sous la dénomination de vestibulo-uréthrale, que je lui avais donnée alors. Je préfère aujourd'hui celle de prostato-uréthrale, parce qu'elle rappelle son origine et son siège.

Voici un résumé de l'observation.

Une jeune femme, âgée de vingt-deux ans, est entrée dans mon service, salle Cullerier, au mois de mars 1883. Cette malade, atteinte de syphilis et de blennorrhagie uréthrale et pré-uréthrale, raconte que, trois semaines avant son entrée, elle sentit une tuméfaction de la grosseur d'une petite noisette, à gauche de l'orifice uréthral; puis l'abcès s'ouvrit spontanément et les phénomènes douloureux disparurent peu à peu.

Le jour de son entrée, en prenant l'observation, Lormand constate les faits suivants : la pression fait sourdre du pus de l'orifice uréthral; en outre, du pus de même nature sort des deux prostates. La prostate droite est bientôt épuisée; tandis que la gauche fournit toujours du pus, et tant que l'orifice uréthral en laisse échapper, le follicule en donne également. A l'aide d'une seringue d'Anel, remplie d'une solution de permanganate de potasse, introduite dans l'orifice de la prostate, si on presse le piston, le liquide coloré passe par l'urèthre, et apparaît au méat. Un stylet d'argent, très fin, introduit dans le trajet fistuleux, pénètre à environ 15 millimètres. Si on le laisse en place et qu'on introduise dans l'urèthre un explorateur olivaire n° 19, on a la sensation de la présence du petit stylet à environ un centimètre et demi du méat urinaire. Il s'agit donc d'une fistule complète. A ma visite, le lendemain, je me livre à la même exploration et je confirme en tous points la description de Lormand.

Ce fait est donc un exemple de fistule prostato-uréthrale. Il a été étudié avec le plus grand soin, je le répète, par mon interne Lormand, dans un mémoire publié dans le journal la *France médicale* (t. II, n° 37, 1883).

c. *Fistule incomplète uréthro-vaginale.* Il s'agit d'une malade entrée salle Natalis Guillot, en 1881, pour un kyste uréthro-vaginal suppuré dont le moule existe dans mon musée. Cette malade a été opérée par mon collègue et ami le Dr Terrillon. Voici un résumé de l'observation.

M. B., vingt-quatre ans, blanchisseuse, ne présente actuellement aucune affection des organes génitaux externes.

Sur la paroi antérieure du vagin, il existe une tumeur du volume d'une grosse noix, lisse, fluctuante. A la pression il sort par l'urèthre, bien que la malade ait uriné il y a une demi-heure, un liquide épais, purulent, non urineux. Cependant la tumeur ne disparaît pas complètement quand on l'a comprimée et vidée. Par le cathérisme vésical, urine claire, absolument normale.

La malade dit avoir cette tumeur depuis cinq ans.
Elle a eu plusieurs uréthrites. Depuis six semaines environ elle a parfois de vives douleurs en urinant et rend
des urines troubles, louches, souvent sanguinolentes.

Le kyste rempli de pus a le volume d'un gros œuf de
poule allongé, se prolongeant en arrière jusqu'à trois
centimètres du col; en avant, il proémine entre les deux
petites lèvres.

Le 29 juin opération au thermocautère :

1° Incision d'arrière en avant sur la partie médiane
de l'abcès. Au niveau de la paroi uréthro-vaginale, incision sur la sonde cannelée. Écoulement d'un pus épais
(environ une cuillerée à bouche).

2° Application de quatre pinces à forci-pressure (deux
latérales, une antérieure, une postérieure).

Écartement des parois et nettoyage avec petites
éponges.

3° Cautérisation totale au thermocautère.

30 juillet, exéat, guérie,

19 février 1884. La malade rentre dans le service. Le
kyste est complètement guéri; mais la paroi inférieure
de l'urèthre manque en partie; il en résulte que la paroi
supérieure avance de beaucoup sur l'inférieure constituée par la paroi vaginale.

L'uréthrite blennorrhagique chronique se caractérise
par un retour de la muqueuse à l'état normal. Le méat
urinaire n'est ni tuméfié, ni boursouflé. La pression
de l'urèthre fait sourdre une petite gouttelette de pus
séreux. En essuyant le méat, en le déplissant, on observe
souvent un à deux follicules intra-uréthraux rouges et

saillants, et, s'ils contiennent du pus, on voit un petit point blanc à leur sommet, ainsi que j'ai pu vous le faire constater sur une malade que j'examinai ce matin. Lorsque la blennorrhagie uréthrale dure depuis un certain temps, depuis plusieurs mois et même plusieurs années, on constate parfois une épaisseur de la muqueuse uréthrale ainsi que des tissus sous-jacents ; la consistance de la muqueuse est augmentée ; les follicules intra-uréthraux sont plus ou moins volumineux, plus ou moins saillants, parfois même pédiculés, formant un petit polype intra-uréthral. Le polype intra-uréthral reconnaît, en effet, assez souvent, l'origine blennorrhagique. J'ai été à même de faire nombre de fois cette constatation.

La folliculite blennorrhagique intra-uréthrale et pré-uréthrale évolue facilement vers l'état chronique ; elle persiste pendant des mois, des années, si elle n'est pas l'objet, dès son apparition, d'un traitement énergique. Elle existe alors même que l'uréthrite a disparu depuis plusieurs semaines. Le médecin ne doit pas l'oublier ; car elle est pour lui bien souvent la clef d'une contagion, paraissant inexplicable tout d'abord. Je me suis assez étendu sur ce sujet, à propos de la contagion de la blennorrhagie, pour que je n'insiste pas davantage.

La folliculite uréthrale chronique est sujette à des récidives fréquentes, à s'abcéder souvent, sous l'influence des causes que j'ai mentionnées, à propos de la folliculite vulvaire. Aussi, est-elle, ainsi que la folliculite aiguë, suivie parfois de fistules. C'est à sa persistance, à ses recrudescences qu'il faut attribuer les cas de conta-

gion intermittente, méconnue par la plupart des médecin. Aussi je ne saurais trop répéter l'importance qui
s'attache à sa constatation, à son diagnostic.

Chez la femme, on n'observe pas, comme chez
l'homme, à la suite de blennorrhagies répétées et devenues chroniques, les accidents vésicaux et uréthraux, tels
que la strangurie, les rétrécissements. Cependant Astruc
(p. 226) signale la possibilité d'un rétrécissement de
l'urèthre par compression due à un grossissement
considérable et calleux, dit-il, des prostates (hypertrophie). « J'ai même observé une fois, ajoute-t-il, dans
une femme, que les prostates ayant suppuré et étant
devenues fistuleuses, elles s'ouvraient par des sinus
latéraux dans le canal (urèthre), où elles versaient continuellement un pus fort âcre, et causaient souvent par là
la strangurie. »

CINQUIÈME LEÇON

La blennorrhagie vaginale se présente à l'état aigu,
subaigu ou chronique. Elle est généralisée à toute la
muqueuse vaginale ou localisée à certaines parties,
notamment aux culs-de-sacs.

La blennorrhagie vaginale aiguë, généralisée, se présente avec les symptômes suivants : au début, les malades
accusent une chaleur, une brûlure intense, ainsi qu'une
grande sécheresse des parties profondes des organes génitaux. Puis, peu à peu, une sécrétion de la muqueuse
vaginale s'établit. D'abord muqueux et incolore, le liquide
qui baigne les organes, devient bientôt blanchâtre, purulent, verdâtre. Cet écoulement est plus ou moins abondant;
il tache le linge, et lui donne cet aspect désigné par les
malades sous le nom de linge empesé. Ce liquide, ainsi

que je l'ai dit dans mes leçons sur la vaginite non blennorrhagique, n'est pas le produit d'une sécrétion glandulaire, puisque la muqueuse vaginale ne contient pas de
glandes, mais bien le fait d'une simple exsudation, d'une
exfoliation de la couche la plus superficielle de cette
muqueuse. Au microscope, le liquide de la blennorrhagie vaginale présente les caractères suivants : à côté des
globules purulents qui se présentent en grand nombre,
on trouve, sous le champ du microscope, une certaine
quantité de cellules épithéliales, plus ou moins déformées,
quelques algues et vibrions dus à la fermentation putride
du liquide purulent, parfois un infusoire décrite sous le
nom de trichomonas vaginalis. Outre ces éléments qui
se rencontrent dans toutes les inflammations de la muqueuse vaginale, on trouve l'agent infectieux de la blennorrhagie, c'est-à-dire le micrococcus infiltrant les cellules épithéliales et les globules de pus; c'est un point
capital au point de vue du diagnostic de cette affection;
car le micrococcus ne se rencontre nullement dans le
liquide purulent de la vaginite inflammatoire simple ou
traumatique.

La sensation douloureuse qui, au début de la blennorrhagie, occupait seulement le bas-ventre, s'irradie les
jours suivants dans le petit bassin. D'abord légère, elle
devient de plus en plus intense; elle augmente par les
mouvements, la marche, parfois même par la position
assise. Les malades sont obligées de garder le lit, le
décubitus dorsal. En même temps l'écoulement purulent
devient de plus en plus abondant; la vulve est baignée
constamment par le liquide vaginal; les malades,
chez lesquelles les soins de propreté sont négligés,

exhalent une odeur fétide, nauséuse, *sui generis*. La blennorrhagie s'établit sur la vulve, si elle ne l'occupait déjà. La muqueuse vulvaire est rouge, tuméfiée, excoriée, saignante; les petites et les grandes lèvres sont tuméfiées, enflammées. Lorsque le liquide baigne les téguments des cuisses, des fesses, une dermite eczémateuse, exfoliatrice, survient. Par suite de l'extension de la blennorrhagie et des accidents dus au liquide purulent, la malade éprouve une tension douloureuse des organes génitaux externes; la marche devient difficile, impossible même; la femme marche lentement, les jambes écartées, pour éviter le frottement, la pression des organes génitaux. En même temps les malades accusent une douleur plus ou moins vive en urinant.

Cette douleur a un double siège le plus ordinairement; le médecin doit s'appliquer à obtenir les explications les plus complètes à ce sujet. S'il existe une uréthrite blennorrhagique, et c'est le cas le plus ordinaire, ainsi que je l'ai dit, chez la femme atteinte de blennorrhagie vaginale aiguë, la malade éprouve tout d'abord, c'est-à-dire au moment où la miction commence, une douleur plus ou moins aiguë dans le canal uréthral, puis, dès que les premières gouttes d'urine arrivent au contact de la vulve, une deuxième douleur, parfois intense, qu'elle compare à une véritable brûlure.

L'examen direct des organes génitaux permet d'apprécier le degré d'acuité de la blennorrhagie vaginale aiguë. Ordinairement, je le répète, l'urèthre et la vulve sont intéressés; on constate les lésions décrites à propos de la blennorrhagie de ces organes. En outre l'orifice vulvo-vaginal est recouvert par un liquide séro-purulent, purulent, fluide, non glutineux, non filant, caractères spéciaux des liquides ayant pour origine le vagin.

Le toucher est généralement douloureux. Le vagin est chaud ; il existe une tension de toute la muqueuse vaginale ; les plis du vagin sont saillants ; le doigt fait constater parfois l'existence de rugosités, de petites saillies dues aux granulations qui tapissent toute la muqueuse vaginale. De même, dans quelques cas, le toucher permet d'apprécier un épaississement de la muqueuse, une véritable induration, dus à l'extension de l'inflammation blennorrhagique au tissu sous-muqueux, au tissu cellulaire périvaginal. Des abcès sous et périvaginaux peuvent de même en être la conséquence. Tantôt ces abcès se développent autour du vagin, en dissèquent pour ainsi dire les parois ; tantôt ils fusent vers l'anus, et s'ouvrant une issue à travers le vagin et le rectum, ils donnent lieu à des fistules ano-vaginales, recto-vaginales. Le toucher, enfin, fait reconnaître l'existence de ganglions enflammés siégeant autour du segment postérieur du vagin ; quelques-uns se rencontrent sur les parois du bassin et du pubis. C'est l'adéno-lymphite périvaginale.

Le toucher, ai-je dit, est douloureux chez la femme atteinte de blennorrhagie vaginale aiguë ; parfois même, il provoque des douleurs si violentes qu'il est impossible de le pratiquer. Ces faits s'observent, alors que l'inflammation est très intense au niveau du segment antérieur du vagin et de l'anneau vulvaire. Les téguments sont le siège d'une hyperesthésie telle, que le plus léger

attouchement détermine une douleur excessive et une
contracture de l'anneau vulvaire qui font supposer l'existence d'un vrai vulvisme, alors qu'il s'agit seulement
d'un faux vulvisme.

L'examen au spéculum doit être fait avec la plus
grande douceur, avec les plus grands ménagements.
L'introduction de cet instrument est douloureuse, parfois
tellement douloureuse, qu'elle est impossible. Dans mes
leçons sur la vaginite non blennorrhagique, j'ai indiqué
la manière de procéder à cette introduction ; j'ai insisté
sur la nécessité de prévenir la malade sur l'écoulement
sanguinolent qui survient ordinairement après cet
examen. Vous ne sauriez, Messieurs, prendre assez de
précautions, si vous ne voulez être taxé de maladresse,
de brutalité, d'ignorance même.

Le spéculum est donc introduit avec une grande douceur, une grande prudence. Après avoir franchi l'anneau
vulvaire, le médecin le fait cheminer lentement, en lui
faisant exécuter de légers mouvements de rotation, alors
qu'il s'agit du spéculum plein, du spéculum Fergusson
par exemple. Ces mouvements déplissent peu à peu l'organe, et permettent de constater de *visu* toutes les lésions
dont la muqueuse vaginale est atteinte pendant l'évolution de la blennorrhagie aiguë.

C'est ainsi que vous constatez une rougeur intense,
une saillie plus grande des plis vaginaux, une couche
uniforme de pus séreux, verdâtre, recouvrant toute la
muqueuse et se collectant dans les culs-de-sacs, à mesure
que vous faites progresser le spéculum. Çà et là vous
constatez, sur les plis du vagin et dans leur intervalle,

de petites érosions superficielles, rouges, saignantes qui résultent de la desquamation épithéliale produite par la macération dans le liquide vaginal. Ces érosions sont généralement petites, du volume d'une tête d'épingle ; rarement elles ont le volume d'une lentille, d'un haricot. A côté d'elles, se voient parfois de véritables élevures, de petites éminences, des graulations en un mot, qui donnent à la muqueuse vaginale un aspect chagriné.

Je n'ai pas à revenir sur la pathogénie des granulations, à l'égard de laquelle je me suis longuement expliqué dans mes leçons sur la vaginite non blennorrhagique ; je n'ai pas non plus à revenir sur leur signification pathologique ; il me suffit de rappeler que je considère les granulations vaginales comme une expression anatomique, comme une modalité clinique de l'inflammation de la muqueuse du vagin, et non comme l'expression d'une lésion propre à une affection virulente, la blennorrhagie, ou à un état physiologique, la grossesse ; aussi à l'encontre des auteurs, ai-je rejeté la vaginite granuleuse du cadre nosologique. Il me suffit de rappeler, enfin, que les granulations vaginales se rencontrent alors seulement que la malade est atteinte d'une maladie constitutionnelle ou diathésique, telle que la scrofule, l'arthritis, ou l'herpétis ; qu'elles se manifestent alors surtout que la malade est scrofuleuse. Dans tous les cas de blennorrhagie soumis à mon observation, les granulations vaginales ont toujours reconnu une telle origine. Aussi suis-je en droit d'affirmer, alors que mon affirmation est basée sur le dépouillement de plus de deux mille observations de blennorrhagie, que la vaginite granuleuse ne peut être considérée comme une lésion spécifique de la blennorrhagie vaginale.

Ces granulations, dues à une hypertrophie des papilles de la muqueuse vaginale, sont de volume et d'aspect variables. Elles ont une coloration rougeâtre, plus ou moins accusée. Tantôt disséminées, tantôt confluentes, elles se rencontrent sur les rides du vagin ou dans leur intervalle. Leur forme est celle d'un hémisphère ; leur volume égale à peu près celui d'un grain de millet. Elles sont uniformément répandues sur toute la muqueuse ou isolées dans certaines parties, notamment dans les culs-de-sac vaginaux.

Outre les lésions vaginales, le spéculum permet de constater l'état du col utérin. La muqueuse vaginale qui le recouvre est rouge, tuméfiée ; çà et là elle présente à sa surface de petites érosions, résultat de la desquamation de son épithélium, produite par sa macération dans le liquide vaginal. Ces érosions tantôt petites, du volume d'une tête d'épingle, d'une lentille, tantôt volumineuses, larges, du volume d'une pièce d'un à deux francs, embrassant parfois tout le col, sont rouges, à contours irréguliers ; elles saignent au moindre contact.

Parfois, en même temps que les érosions, on observe sur le col, sur ses faces antérieure, postérieure ou latérale ou sur l'une d'elles seulement, les granulations signalées plus haut. Vous ne confondrez pas ces érosions et ces granulations avec les érosions folliculaires et l'hypertrophie folliculaire si fréquentes de la métrite vulgaire.

Les phénomènes généraux de la blennorrhagie vaginale aiguë consistent dans un état fébrile assez intense, dans de l'inappétence, dans un état saburral des voies digestives assez prononcé.

L'évolution de cette blennorrhagie est assez régulière. Peu prononcés au début, les phénomènes locaux se développent peu à peu, acquièrent en huit à quinze jours leur summum d'intensité, puis disparaissent lentement sous l'influence d'un traitement bien conduit. En général, en vingt à trente jours, la blennorrhagie vaginale est guérie, à moins qu'un état constitutionnel latent ne se développe sous son influence. En pareil cas la guérison est retardée, la vaginite dure des mois, des années même, ainsi qu'il m'a été donné d'en observer quelques cas. Ces faits s'observent alors que des granulations se développent sur la muqueuse vaginale, alors surtout que la malade est atteinte de scrofule ou d'un tempérament lymphatique. Dans ces conditions l'état aigu est remplacé peu à peu par l'état chronique.

La blennorrhagie vaginale chronique peut occuper toute la muqueuse ou seulement une de ses parties. ans le premier cas, le toucher vaginal facile, non douloureux, fait constater un épaississement de la muqueuse vaginale, parfois assez prononcé pour produire un léger rétrécissement du conduit. Les plis vaginaux sont saillants, donnant souvent la sensation de petits mamelons hérissant le sommet des plis; sensation due en pareil cas à la présence de granulations plus ou moins nombreuses tapissant toute la muqueuse vaginale. L'observation suivante est des plus caractéristiques. Il s'agit d'une malade, âgée de dix-sept ans, entrée en octobre 1882, salle Natalis Guillot (25 *bis*). Cette malade est atteinte d'une vulvo-uréthro-vaginite blennorrhagique chronique. Ses antécédents sont manifestement scrofuleux : cicatrices sous-maxillaires et cervicales, déchirure du lobule des oreilles, kératite ponctuée, etc.

Outre la folliculite blennorrhagique vulvaire de la fourchette et de l'urèthre, outre la blennorrhagie uréthrale, je constate, par le toucher, un épaississement très prononcé des parois du vagin qui sont en même temps moins souples, moins glissantes; le canal vaginal est manifestement rétréci. Toute la muqueuse vaginale est tapissée de granulations. L'introduction du spéculum Fergusson de moyen calibre est difficile, douloureuse ; les plis vaginaux ne se laissent déplisser qu'avec beaucoup de difficultés. Depuis l'anneau vaginal jusque sur le col utérin, on aperçoit des granulations de différentes grosseurs, du volume d'une tête d'épingle à un pépin de raisin. Les plus petites occupent les parois vaginales, les plus grosses la portion vaginale du col et surtout le cul-de-sac postérieur. Par suite de la difficulté d'introduction du spéculum, quelques-unes sont érodées, saignantes. La coloration de la muqueuse est légèrement ardoisée. Entre les plis vaginaux, il existe du pus séreux, en petite quantité. Cette affection remonte à deux ans environ. Cette observation, vous le voyez, est un exemple remarquable de l'influence de la scrofule sur le développement des granulations vaginales.

Je le répète et ne saurais trop le dire, les granulations font défaut, alors que la malade n'est pas atteinte de maladie constitutionnelle ou diathésique.

L'examen au spéculum, dans la vaginite blennorrhagique chronique généralisée, fait constater une coloration rosée, parfois ardoisée de la muqueuse, les granulations, le pus séreux qui tapisse la muqueuse et qui est toujours plus abondant dans les culs-de-sac, les érosions de la muqueuse du col et des culs-de-sac par chute de l'épithélium macéré.

Lorsque la blennorrhagie est limitée, elle occupe surtout les culs-de-sacs et de préférence le cul-de-sac postérieur, puis l'antérieur, rarement les culs-de-sacs latéraux. La muqueuse est d'une coloration rosée, rouge même; elle est baignée par un pus séreux, lactescent, en petite quantité; parfois elle présente de petites érosions, dues à l'exfoliation épithéliale. Ces érosions existent au niveau des culs-de-sac et sur le col utérin. Enfin, si la malade est atteinte d'une maladie constitutionnelle, si la malade, surtout, est scrofuleuse, on peut trouver des granulations limitées, elles aussi, aux culs-de-sac et au col, ainsi que vous pouvez le constater chez la malade couchée au n° 9 de la salle Cullerier.

Il s'agit d'une jeune fille, âgée de dix-neuf ans, blanchisseuse, entrée le 27 mai 1884. Voici un résumé de l'observation prise par mon excellent interne, Latouche.

Antécédents strumeux, cicatrice adhérente à la joue droite, déchirure du lobule de l'oreille gauche.

Sur la partie latérale droite de la vulve, un peu rouge, on voit un ou deux follicules rouges, saillants. L'urèthre ne contient pas de pus, mais par la pression, il sort des follicules, situés sur la partie inférieure, une gouttelette de pus.

Au spéculum, on trouve le col normal quant à la forme ; il coule par l'orifice un liquide visqueux, trouble, jaunâtre. Sur toute l'étendue du museau de tanche, ainsi que dans le segment postérieur du vagin, particulièrement dans les culs-de-sac antérieur et postérieur, on voit des granulations. Celles-ci ont le volume d'une tête d'épingle ; elles sont lisses, luisantes ; quelques-unes sont érodées et légèrement saignantes ; les unes sont agglomérées, les autres isolées. Les culs-de-sac contiennent un pus séreux, très liquide, non glutineux. Le vagin est rouge uniformément (1).

Le liquide lactescent de la blennorrhagie vaginale chronique contient le micrococcus spécial, mais en moins grande quantité toutefois que celui de la blennorrhagie aiguë, ainsi qu'il ressort des recherches faites dans mon service par le Dʳ Goguel. C'est un fait important à retenir à propos du diagnostic entre la vaginite chronique simple et la vaginite chronique blennorrhagique.

L'évolution de la blennorrhagie vaginale chronique est lente. La durée est longue, alors surtout que, sous son influence, il survient une manifestation d'une maladie constitutionnelle préexistante, telle que les granulations, l'herpès ou l'eczéma du vagin. Aussi le pronostic doit être réservé.

(1) Cette lésion a été moulée par M. Jumelin. La pièce est déposée au musée de l'hôpital de Lourcine.

SIXIÈME ET SEPTIÈME LEÇON

La blennorrhagie affecte l'utérus, cela n'est pas douteux, quoique Van Swieten ait prétendu le contraire. « La
blennorrhagie, dit cet auteur, ne peut pénétrer jusque
dans l'utérus ». Pendant longtemps cette opinion fut
acceptée; puis les syphiligraphes constatent ce siège
de la blennorrhagie. Hunter, Mercier, Ricord, Hardy,
Rollet, Bernutz et Goupil, Aran, A. Guérin, etc., etc.,
considèrent comme acquis à la science la blennorrhagie utérine. Elle ne saurait être mise en doute.

Cette affection est-elle fréquente? il est assez difficile·
de se prononcer à cet égard. Vous comprenez toutes les
difficultés de donner une solution nette et précise à cette

question. La facilité de confondre l'affection inflammatoire simple avec l'affection blennorrhagique de l'utérus,
la coexistence fréquente d'une affection utérine simple
ou constitutionnelle et d'une affection blennorrhagique
vaginale, sans que, pour cela, la blennorrhagie occupe
l'utérus, vous montrent de suite les difficultés du problème. J'espère que les analyses fréquemment répétées
du liquide utérin, la recherche assidue de l'agent infectieux de la blennorrhagie, permettront d'éclairer d'un
nouveau jour cette question. C'est un des points dont je
vais m'occuper dans mes nouvelles études avec le
Dr Goguel.

Jusqu'à nouvel ordre, je considère pour ma part la
blennorrhagie utérine comme une affection assez rare.
A peine ai-je pu en relever dix cas dans les observations
si nombreuses de blennorrhagie recueillies dans mon
service, et pourtant, vous le savez, je la recherche avec
le plus grand soin. Aussi ne saurai-je accepter l'opinion
de Ch. Remy (*Annales de gynécologie*, avril 1879,
p. 294), qui considère la blennorrhagie de l'utérus
comme une affection très fréquente. « Les femmes blennorrhagiques de l'hôpital de Lourcine, dit-il, en seraient
atteintes dans la proportion de trois sur cinq. » Ricord,
Vidal, Rollet, etc. etc., ont de même admis la fréquence
de la blennorrhagie utérine.

La solution de plusieurs questions s'impose au début
de cette étude.

La blennorrhagie occupe-t-elle primitivement l'utérus,
pour de là se propager au vagin ou aux autres parties
des organes génitaux? ou bien, le vagin étant primitive-

ment atteint, l'utérus l'est-il secondairement? ou bien, enfin, ces deux organes sont-ils atteints en même temps?

Vous comprenez de même les grandes difficultés qui se présentent au clinicien pour résoudre de telles questions qui, en définitive, se réduisent à celles-ci : la blennorrhagie utérine est-elle primitive? est-elle secondaire?

La solution de la première dépend du moment opportun où le médecin examine la femme. S'il lui était donné de saisir au début le développement de la blennorraghie dans l'utérus, il pourrait répondre affirmativement. Malheureusement il n'en est pas ainsi, surtout à Lourcine où les malades entrent alors que la blennorrhagie est déclarée depuis plusieurs jours, alors qu'elle occupe la vulve, l'urèthre, le vagin. En outre, la difficulté s'accroît de l'existence de la vaginite simple, secondaire, se développant sous l'influence de la métrite non virulente, ainsi qu'il m'est donné d'en soumettre de temps en temps quelques cas à votre observation. Par suite de toutes ces difficultés d'observation exacte, il résulte, qu'en l'état actuel, la question de la blennorrhagie utérine primitive, quoique Rollet ait admis son existence, n'est pas encore susceptible de recevoir une solution favorable. Ici encore la recherche du micrococcus blennorrhagique sera des plus utiles.

Toutefois il est bon de tenir compte de plusieurs observations publiées par les auteurs. Ainsi, le professeur Hardy a vu à Lourcine une jeune fille atteinte d'un écoulement purulent de l'utérus après des rapprochements suspects et qui, au bout de quelques jours de cet écoulement utérin, fut prise de vaginite blennorrhagique (*Gaz. hôpitaux*, 1846, p. 426).

Quant à la blennorrhagie utérine secondaire, c'est-à-dire à la propagation de la blennorrhagie vaginale à l'utérus, à la marche en haut du virus blennorrhagique « à la chaudepisse « remontée » (A. Guérin), par opposition à la chaudepisse « tombée dans les bourses », il est probable que cette propagation a lieu; mais comment se produit-elle? Et si elle se produit, se borne-t-elle au col de l'utérus ou bien se généralise-t-elle à tout l'utérus et même au péritoine et à l'ovaire, ainsi que les auteurs le prétendent? ce sont-là des questions dont la solution est très importante, aussi vais-je m'efforcer de les élucider.

La propagation de la blennorrhagie vaginale à l'utérus est-elle le fait d'une inoculation directe, le col utérin baignant constamment dans le pus vaginal blennorrhagique, ou bien celui d'une extension de l'inflammation par continuité des tissus ou par les réseaux lymphatiques? Ces diverses théories ont été et sont encore soutenues par divers auteurs.

Examinons les. A ne consulter que la clinique, la pathogénie la plus vraisemblable de la blennorrhagie utérine est celle de l'inoculation directe. Ne voyons-nous pas, en effet, tous les jours, l'inoculation de la blennorrhagie se faire progressivement et successivement à toutes les parties constituantes des organes génitaux externes? Ne voyons-nous pas notamment chez une malade, entrée à l'hôpital pour une uréthrite blennor-

rhagique ou pour une blennorrhagie localisée dans l'un
des follicules péri-uréthraux, dans les orifices de la
glande vulvo-vaginale, dans les follicules glandulaires de
la fourchette ne voyons-nous pas, dis-je, l'affection virulente se propager par inoculation de l'une quelconque de
ces différentes régions aux parties voisines? Ces faits que
la clinique démontre, je le répète, s'observent constamment, et dans les différents cas, on ne peut admettre que
l'inoculation, car les parties intermédiaires sont saines,
nullement lésées; elles ne sont pas enflammées et elles
ne présentent pas cette rougeur diffuse, érysipélateuse,
rappelant l'inflammation des réseaux lymphatiques muqueux ou cutanés. Je ferai remarquer, en outre, que, si
cette inflammation se propageait par continuité des tissus
ou par les réseaux lymphatiques, ainsi qu'il est admis par
quelques auteurs et notamment par Bonnière, il faudrait
s'étonner que l'inflammation utérine ne fût pas constante,
n'existât pas dans tous les cas de vaginite blennorrhagique.

Or, je l'ai dit et je le répète, il n'en est rien ; l'inflammation utérine blennorrhagique est des plus rares. Mais,
dira-t-on, si cette inflammation utérine résulte de l'inoculation, pourquoi ne s'observe-t-elle pas constamment,
puisque le col utérin est baigné continuellement par le
pus virulent de la vaginite? Cet argument, en effet, aurait
une certaine valeur contre l'opinion de l'inoculation,
s'il ne tombait devant ce fait clinique que l'inoculation
est le plus ordinairement impossible par suite du liquide
leucorrhéique qui remplit le canal utérin et baigne
l'orifice externe du col de l'utérus, chez la femme
atteinte de métrite vulgaire. La clinique montre, en
effet, que presque toutes les femmes, atteintes de vagi-

nite blennorrhagique, avaient antérieurement une métrite se révélant par ses caractères ordinaires ; du moins il en est toujours ainsi à l'hôpital de Lourcine, et c'est suivant moi la raison pour laquelle j'observe si rarement la métrite blennnorrhagique. Cette raison acquiert toute sa valeur par le fait que les cas de métrite blennorrhagique que j'ai recueillis existaient précisément chez des femmes indemnes de métrite antérieure et chez lesquelles il n'existait pas de leucorrhée utérine, et où, par conséquent, il n'existait aucun obstacle à l'inoculation.

Quant à la troisième opinion, celle de l'extension de l'inflammation par les réseaux lymphatiques, aucun fait positif n'en démontre aujourd'hui la réalité. Cette opinion, admise par Bonnière, après plusieurs autres auteurs, m'a été attribuée par un de mes élèves, J. Ducos, dans sa thèse inaugurale (1880). J'ai été très étonné de trouver consignée dans ce travail une théorie qui ne m'appartient nullement et que je n'ai jamais soutenue. Je n'ai jamais dit que « la métrite blennorrhagique était constituée par une lymphangite utérine accompagnée d'adéno-lymphite péri-utérine ». Émettre une telle théorie aurait été le corollaire de celle qui m'aurait fait considérer la blennorrhagie comme une lymphangite de tous les réseaux lymphatiques des organes génitaux externes ou internes. Or, jamais, je le répète, je n'ai émis une pareille théorie, et, évidemment mon auditeur a mal compris ma pensée, lorsque j'ai professé que les accidents péri-utérins et péritonéaux résultaient, non de l'extension de la blennorrhagie au péritoine, aux annexes de l'utérus (trompes, ovaires), mais bien de l'adénolymphite péri-utérine qui accompagne la métro-vaginite blennorrhagique au même titre que la métrite ordinaire.

Je donnais, en m'exprimant ainsi, une nouvelle pathogénie des accidents péri-utérins dits blennorrhagiques, et non une théorie du développement de la blennorrhagie utérine secondaire.

En admettant l'inflammation des lymphatiques utérins comme conséquence de l'inflammation de la muqueuse utérine, j'émets une vérité aujourd'hui à l'abri de toute contestation, tellement les faits qui l'appuient sont nombreux, et non une opinion basée sur une supposition, comme celle qui consiste à regarder la lymphangite utérine blennorrhagique comme une extension de l'inflammation vaginale par les réseaux lymphatiques.

La théorie qui considère la métrite blennorrhagique secondaire comme le résultat de l'inoculation directe, est donc la seule acceptable, alors surtout que nous connaissons aujourd'hui l'agent infectieux de la blennorrhagie. Tous nos efforts doivent tendre vers la recherche de cet agent dans le liquide utérin. C'est à quoi je vais m'appliquer avec le Dr Goguel.

Quant à l'extension de la blennorrhagie aux parties profondes de l'utérus et aux annexes de cet organe, trompes utérines, ovaires, péritoine, on peut l'admettre relativement à la muqueuse utérine, à celle même de la trompe; nos recherches ultérieures, l'anatomie pathologique, pourront en démontrer l'existence; mais la pathogé-nie des accidents que cette inflammation blennorrhagique suscite, reste entière; ils résultent de l'inflammation des lymphatiques utérins adéquate à l'inflammation utérine, que celle-ci soit ou non blennorrhagique, aiguë ou chronique. Il est bon, en effet, de remarquer que les accidents dits blennorrhagiques des auteurs se développent aussi bien dans la blennorrhagie utérine chronique que dans la blennorrhagie aiguë.

A côté de la blennorrhagie utérine d'emblée ou primitive, de la blennorrhagie secondaire, nous trouvons la blennorrhagie utérine se développant simultanément avec la vaginite. Les deux organes ont été contaminés en même temps. J'en ai observé deux ou trois cas.

Quel que soit le mode de développement de la blennorrhagie utérine, il est un point, Messieurs, qu'il est très important de retenir, c'est la persistance de cette blennorrhagie alors qu'elle a disparu dans les autres parties des organes génitaux. La blennorrhagie, il faut le savoir, reste localisée à l'utérus au même titre qu'elle se localise à la vulve, à l'urèthre, au vagin.

A l'utérus elle se cantonne dans les utricles glandulaires de la muqueuse, aussi bien qu'elle se localise dans les follicules de l'urèthre, les follicules péri-uréthraux et vulvaires ; c'est un point des plus importants pour le pronostic et pour le traitement. Tout en recherchant le micrococcus dans le liquide utérin, il est essentiel d'en rechercher la présence dans les follicules. Bien des faits de contagion encore inexplicables, y trouveront, j'en suis sûr, une solution favorable.

Quels sont les caractères cliniques de la blennorrhagie

utérine ? Cette blennorrhagie existe, comme les précédentes, à l'état aigu et à l'état chronique.

A l'état aigu, la blennorrhagie utérine est ainsi caractérisée au spéculum : l'orifice utérin est rouge, d'un
rouge vif intense, presque violacé; il est entr'ouvert,
béant. Par son ouverture la muqueuse utérine, extrêmement vascularisée, fait pour ainsi dire hernie; elle est
saillante, boursouflée, tuméfiée, formant deux bourre-
lets déjetés en dehors, analogues à ceux qui circonscri-
vent le méat urinaire de l'homme, atteint d'une uréthrite
blennorrhagique. Cette muqueuse est luisante, lisse ou
parsemée de petites érosions saignantes, plus ou moins
irrégulières, bien différentes en cela des érosions folliculaires; elles résultent de la macération épithéliale.
Elles se forment aux dépens de l'épithélium pavimenteux
et ne doivent nullement être considérées comme un
produit de l'inflammation blennorrhagique de la muqueuse du col utérin. Elles ont la même origine que les
érosions vaginales, que les érosions de la partie vaginale du col, pendant l'évolution de la vaginite. Ces
érosions se réunissent parfois pour former des taches
rouges plus ou moins étendues, et, dans certains cas,
une véritable ulcération survient, mais elle reste toujours superficielle.

Lorsqu'on procède à l'examen histologique de cette lésion, ainsi que l'a fait Ruge (1), on constate que le chorion
de la muqueuse vaginale est gonflé, gorgé de cellules
embryonnaires; il rompt, par suite de son accroissement

______

(1) Ruge, *Die Erosion und das Ectropium* (*Zeitschrift für Geburstshülfe
und Gynækologie*. V. p. 248).

rapide, le revêtement épithélial qui, au centre de ces foyers, ne consiste que dans la couche plus superficielle des cellules plates, ou peut même manquer complètement. Il en résulte que ce sont de vraies érosions ou ulcères superficiels.

A mesure qu'on s'éloigne du début de la blennorrhagie, que la sécrétion utérine devient moins abondante, les érosions disparaissent, l'épithélium se reproduit. On observe alors, çà et là, de petites plaques blanches, irrégulières, qui perdent peu à peu ce caractère, pour devenir d'une coloration rosée uniforme.

En même temps l'orifice utérin donne issue à un liquide franchement purulent, peu abondant, qui s'écoule surtout lorsqu'on comprime le col avec l'extrémité du spéculum ou d'une tige. Ces caractères ressortent franchement alors que la blennorrhagie utérine est primitive, que la muqueuse vaginale du col n'est pas encore atteinte; ils sont de même très reconnaissables dans la blennorrhagie utérine secondaire, alors que la vaginite est très intense, au niveau des culs-de-sac et du museau de tanche.

En même temps que les érosions de la muqueuse, on aperçoit quelques petites saillies, plus ou moins ulcérées, d'un rouge vif, parfois blanches à leur sommet, dues à la blennorrhagie utérine folliculaire, en voie d'abcédation. Il y a quelques jours vous avez pu observer chez une malade de la salle Cullerier n° 19, un exemple de cette lésion. Sur le col utérin existaient cinq à six follicules saillants, blanchâtres, purulents, disséminés notamment aux commissures de l'orifice et sur la lèvre antérieure. Cette malade est atteinte, en outre, d'une uréthro-

vaginite blennorrhagique, les follicules péri-uréthraux
sont de même le siège de la blennorrhagie. La recherche
des micrococci a permis de constater leur présence dans
les follicules utérins, ainsi que dans le liquide vaginal
et les follicules péri-uréthraux. — Voici un dessin re-
présentant la lésion utérine. Il est dû à Encausse, élève du
service.

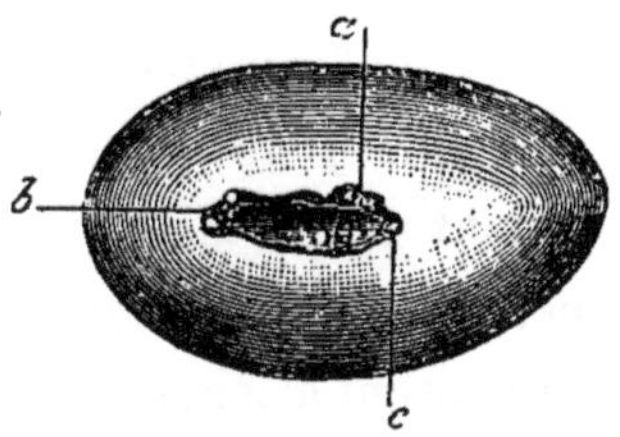

FIG. 4. — Col utérin ; *a*, *b*, *c*, follicules utérins purulents blennorrhagiques.

Au toucher le col utérin est chaud. La température
intra-utérine prise avec mon thermomètre (j'en ai donné
la description dans mon *Traité clinique des affections de
l'utérus*), ainsi que je m'en suis assuré dans les quelques cas soumis à mon observation, est élevée de quelques dixièmes à un et même deux degrés. L'utérus est
douloureux à la pression ; le volume du col paraît légèrement augmenté ; les mouvements de l'organe sont plus
ou moins libres, suivant que l'adéno-lymphite est plus
ou moins développée, plus ou moins aiguë.

L'inflammation lymphatique utérine et péri-utérine, en
effet, accompagne toujours l'inflammation blennorrhagique de la muqueuse utérine. Elle ne fait pas plus

défaut dans ce cas que dans la métrite simple, traumatique ou constitutionnelle. Le toucher permet d'en
constater la présence soit au niveau de l'isthme utérin,
soit dans les ligaments larges, soit dans le cul-de-sac
postérieur, soit même sur les parois osseuses du petit
bassin. Le toucher permet encore de constater les
complications survenues par le fait du développement
de l'adéno-lymphite utérine et péri-utérine. Cette lésion, pendant l'évolution de la métrite blennorrhagique,
comme pendant celle de la métrite ordinaire, se complique souvent, en effet, de péri-adénite, d'adéno-
phlegmon du ligament large, d'adéno-phlegmon péri-
utérin, d'adéno-pelvi-péritonite postérieure. Ces complications se reconnaissent aisément aux signes caractéristiques que je leur ai assignés dans mes leçons sur la
métrite. Je n'insiste pas.

Le début de la blennorrhagie utérine aiguë est en
général brusque. Les malades éprouvent une forte
courbature; aussi gardent-elles le lit. La fièvre est assez
vive. L'inappétence, l'anorexie surviennent. En même
temps on constate les symptômes fonctionnels de la
métrite aiguë non virulente; car ils sont les mêmes dans
les deux cas. C'est ainsi que les malades accusent une pe-
santeur, une lourdeur dans le bas-ventre, puis une douleur vague, diffuse, à l'hypogastre, s'irradiant à tout
l'abdomen ou à l'anus, parfois à la partie supérieure
des membres inférieurs, suivant que l'adéno-lymphite
est plus ou moins violente. La douleur lombaire est
assez prononcée; elle fatigue les malades.

La menstruation, pendant l'évolution de la blennorrhagie utérine, subit les mêmes altérations que pendant l'évolution de la métrite aiguë. Elle ne présente rien de spécial. Tantôt elle est normale, tantôt elle est anormale. Elle retarde ou elle avance de quelques jours. Sa durée est la même, ou bien elle est diminuée ou augmentée.

En général elle dure moins longtemps; ce n'est que dans des cas exceptionnels, augmentation du volume des follicules glandulaires intra-utérins, qu'elle persiste un plus grand nombre de jours qu'à l'état normal. Quant à l'abondance du sang, généralement l'époque menstruelle est moins abondante, sauf le cas où les follicules glandulaires sont nombreux ou volumineux. L'écoulement du sang, en général, est assez douloureux; surtout au début de la période menstruelle. Un ou deux jours avant l'apparition, parfois au moment même où les règles surviennent, la malade éprouve de violentes douleurs utérines, de violentes coliques utérines, qui cessent dès que l'écoulement est établi; parfois, pourtant, je les ai vues persister pendant toute la durée. Dans ces cas, il y avait toujours une expulsion de caillots, indiquant par conséquent un certain degré de rétrécissement de l'orifice interne du col utérin.

Quant aux métrorrhagies, signalées par les auteurs et notamment par Parent-Duchatelet, comme étant l'apanage des prostituées atteintes de blennorrhagie, je ne les ai jamais rencontrées. Ainsi que je l'ai dit ailleurs, soit dans mes leçons sur la thérapeutique de la métrite, soit dans mon traité clinique des affections utérines, la métrorrhagie indique surtout une lésion spéciale de l'utérus : la granulation vasculaire de la muqueuse utérine. C'est donc un phénomène en rapport avec une lésion matérielle et non avec une profession ou une affection virulente. Celle-ci peut, au même titre que les autres causes de la métrite, produire cette lésion ; mais elle ne la produit pas nécessairement.

La blennorrhagie utérine aiguë se guérit assez facilement, alors que les follicules ne sont pas atteints. Si elle affecte seulement la muqueuse du col, elle disparaît rapidement sous l'influence du traitement dirigé contre la vaginite.

Parfois pourtant elle est opiniâtre ; elle résiste au traitement ; elle devient chronique et elle présente des recrudescences d'activité, bien mises en évidence par un redoublement d'acuité de l'adéno-lymphite péri-utérine. Il s'en suit que la durée de cette métrite est des plus variables. Tantôt elle dure quelques jours, quelques semaines, tantôt elle persiste pendant plusieurs années et reste pendant tout ce temps plus ou moins contagieuse.

La métrite blennorrhagique peut passer à l'état chronique soit parce qu'elle se localise dans les glandules utérins, soit parce qu'il existe une maladie constitu- tionnelle préexistante, telle que la scrofule, l'arthritis, l'herpétis. Nous retrouvons l'influence signalée pour la vulvite, la vaginite. C'est à cette influence de la maladie constitutionnelle qu'il faut, dans la plupart des cas, attri- buer la persistance, la ténacité que revêt l'affection virulente, et la résistance qu'elle oppose à la thérapeu- tique. C'est parce que les médecins négligent ces consi- dérations, qu'il m'est donné à l'hôpital et en ville de voir de nombreuses malades, atteintes depuis des années de vaginite blennorrhagique et quelques-unes de métrite blennorrhagique, rebelles à la thérapeutique, n'être définitivement guéries que par l'adjonction au traitement de l'affection blennorrhagique, d'un traitement s'adressant à la maladie générale constitutionnelle. Dans ces conditions, il n'est pas rare non plus de voir la métrite blennorrhagique, tout en revêtant les caractères cliniques de la métrite constitutionnelle, conserver son caractère virulent et rester contagieuse. Plusieurs fois il m'a été donné de retrouver chez l'homme la source d'une blennorrhagie, contractée avec une femme qui se croyait guérie depuis plusieurs années, et qui ne soupçonnait nullement la possibilité de communiquer la blennorrhagie. Dans ces circonstances, je constatais l'existence d'une blennorrhagie utérine chronique, localisée surtout dans les follicules utérins qui, par le fait de la menstruation ou par le fait de rapports sexuels fréquemment répétés, avaient subi une recrudescence inflammatoire, étaient devenus purulents et transmettaient plus facilement l'affection contagieuse dont ils étaient atteints. Dans deux cas, notamment, observés en ville, j'ai pu saisir la transmission, par suite d'un examen de la femme pratiqué dès le premier jour de l'apparition de la blennorrhagie chez l'homme. Dans les deux cas, j'ai constaté les follicules purulents dont je vous ai présenté un remarquable exemple chez la malade couchée au n° 19 de la salle Cullerier.

La blennorrhagie utérine chronique se révèle par des phénomènes morbides peu accusés. Aussi son diagnostic offre les plus grandes difficultés. En effet on observe les

mêmes altérations physiques que dans la métrite chronique ordinaire, et cela d'autant mieux, je le répète,
que cette dernière, de nature constitutionnelle, s'im-
plante rien que par le fait de la blennorrhagie utérine.
Il m'a paru toutefois, d'après les quelques exemples que
j'ai pu recueillir, que, dans la blennorrhagie utérine
chronique, la muqueuse du col utérin, au niveau de l'o-
rifice externe et à l'entrée de la cavité utérine, était
d'un rouge foncé; que sa surface était hérissée de petites
saillies rouges dont quelques-unes étaient purulentes.
J'ai pu, en pressant sur le col avec l'extrémité du spéculum Fergusson faire sourdre une gouttelette de pus,
ce qui, par parenthèse, ne peut être obtenu alors qu'il
s'agit des follicules acnéiques ou enflammés de la métrite chronique simple ou constitutionnelle. Parfois ces
saillies sont plus volumineuses; quelques-unes sont pé-
diculées, ainsi que de véritables productions poly-
peuses. Il faut savoir, en effet, qu'à l'utérus les follicules,
sous l'influence de la blennorrhagie, peuvent subir une
hypertrophie polypiforme, analogue à celle présentée par
les follicules intra-uréthraux. C'est un fait intéressant à
retenir dans l'histoire de la blennorrhagie utérine. Souvent, Messieurs, il m'est arrivé de faire le diagnostic de
la blennorrhagie_ utérine chronique en constatant cette
hypertrophie folliculaire, diagnostic qui se trouvait cor-
roborré par l'existence simultanée d'un uréthro-folliculite blennorrhagique chronique.

En dehors de cet écoulement purulent ayant pour
siége, je le répète, le follicule utérin, vous constatez une
leucorrhée plus ou moins transparente, plus ou moins
mélangée de globules de pus; cette leucorrhée appartient

surtout à la métrite traumatique ou constitutionnelle, coexistant avec l'affection blennorrhagique. C'est encore là, Messieurs, un fait très important à connaître; car il vous permet d'établir l'existence simultanée d'une blennor-rhagie utérine et d'une métrite constitutionnelle ou non.

Par le toucher, les mouvements imprimés à l'utérus ne sont pas douloureux. Dans les culs-de-sac latéraux et postérieurs vous constatez la présence de ganglions durs, peu ou pas douloureux, indiquant l'adéno-lymphite. Vous constatez en outre, ainsi que je l'ai dit à propos de l'état aigu, la péri-adénite, et l'adéno-pelvi-péritonite ou les indurations, les brides, les adhérences consécutives à la résolution incomplète de l'adéno-lymphite péri-utérine, de l'adéno-pelvi-péritonite. Je n'insiste pas, devant revenir plus loin sur ces accidents considérés à tort, ainsi que je l'ai dit, comme des blennorrhagies péri-utérines. Rémy, notamment, a décrit les déviations, les adhérences contractées par les trompes à la face postérieure de l'utérus, l'oblitération de leur conduit, comme le résultat de vieilles blennorrhagies.

La blennorrhagie utérine chronique ne s'accuse en général par aucun trouble fonctionnel. La menstruation reste régulière; les douleurs abdominales et lombaires font défaut, les rapports sexuels ne sont pas douloureux. Rollet a dit que les femmes, atteintes de cette affection, avaient une grande propension pour les rapprochements sexuels; j'ai souvent interrogé mes malades à ce sujet, et je n'ai pu obtenir une réponse satisfaisante. Enfin, on n'observe pas les troubles sympathiques si fréquents de la métrite non virulente.

Étudions maintenant, Messieurs, les complications de

la blennorrhagie utérine et surtout leur pathogénie.

Les complications les plus intéressantes, signalées par les auteurs, sont la salpingite, l'ovarite et la pelvi-péritonite. Avant de les décrire, quelques mots sur l'opinion des auteurs qui ont appelé l'attention sur leur existence.

Hunter a admis la possibilité de complications inflammatoires du côté des ovaires chez les femmes atteintes de blennorrhagie. Ricord a décrit l'ovarite blennorrhagique.. Vidal (de Cassis) a constaté plusieurs fois cet accident « qu'on peut, dit-il, comparer en quelque sorte à l'orchite chez l'homme ». Mercier, en 1838, a publié une observation où l'autopsie démontra l'existence de l'ovarite, ainsi que celle de la pelvi-péritonite. Ludlam a considéré l'ovarite comme un accident fréquent de la blennorrhagie utérine. De Méric a admis qu'elle survenait surtout dans le stade aigu de la blennorrhagie, contrairement à ce qui a lieu chez l'homme où l'on voit, dit-il, l'orchite se montrer vers la fin de l'écoulement virulent.

Tilt a admis de même l'ovarite blennorrhagique. il croit qu'elle peut résulter ou de l'application immédiate sur les ovaires du pus blennorrhagique qui a été entraîné par la même attraction capillaire que le fluide séminal, ou de l'extension de la maladie qui s'était primitivement fixée dans le vagin, ou enfin, de l'inoculation de tout le systéme glandulaire, ovaires compris, par le poison spécifique.

A. Guérin, au contraire, considère l'ovarite comme la complication la plus rare de la blennorrhagie. « L'erreur commise provient, dit-il, de la confusion faite par les auteurs avec l'hématocèle et la pelvi-péritonite. »

Bernutz et Goupil rapportent plusieurs observations

de péritonite partielle consécutive à la blennorrhagie utérine et symptomatique d'une inflammation des trompes ou d'une inflammation ovarienne sans que l'on puisse, dit Rollet, déterminer lequel de l'ovaire ou de la trompe aurait, en s'affectant, entraîné secondairement l'inflammation de la séreuse pelvienne. Aussi ces auteurs préfèrent substituer à une ovarite hypothétique, la pelvi-péritonite dont l'existence, disent-ils, est parfaitement démontrée, et beaucoup plus souvent produite par la blennorrhagie qu'on ne le pense. Rémy (*Gaz. méd. de Paris*, 1879, et *Annales de gynécologie*, avril 1879) avance que l'ovaire, dans la blennorrhagie, reste intact.

Les trompes sont ordinairement atteintes dans la blennorrhagie, disent les auteurs. Aussi sont-elles l'origine fréquente de la pelvi-péritonite. Ainsi le pensent Mercier, Bernutz et Goupil. A. Tardieu (*Gaz. des hôp.*, 1873), rapporte une observation d'une jeune fille, atteinte de vaginite, morte de péritonite. A l'autopsie, il trouva une métrite de la muqueuse de l'utérus avec suppuration; les trompes étaient remplies de pus.

Quant à la pelvi-péritonite, elle est admise par les auteurs depuis les travaux de Bernutz et Goupil. En seize mois qu'ils ont consacrés, dans cet hôpital, à l'étude de cette affection, il ést entré quatre-vingt-treize malades affectées de blennorrhagie, et vingt-huit de celles-ci, c'est-à-dire, près du tiers, présentaient cette complication. Dans le tableau qu'ils ont dressé, on voit que la pelvi-péritonite ne se développe qu'à une époque où l'écoulement est déjà ancien. Ces auteurs ne l'ont jamais vu se produire par action sympathique; elle leur a paru, dans tous, avoir été le résultat de la propagation par continuité de l'inflammation étendue du vagin à la muqueuse du col, de celui-ci au corps, et de ce dermier aux trompes, dont l'état morbide est devenu le point de départ de la pelvi-péritonite.

Depuis les travaux de mes éminents collègues dans cet hôpital, les pathologistes, les gynécologues et les syphiligraphes ont considéré la blennorrhagie comme une cause fréquente de la pelvi-péritonite.

« La péritonite, circonscrite au voisinage de l'utérus, dit A. Guérin, est une des complications les moins rares de la vaginite blennorrhagique. Je n'oserais pas affirmer, ajoute cet auteur, qu'elle exige que l'inflammation passe par l'utérus pour arriver au péritoine et, si je ne me trompe, j'ai vu des cas où la péritonite avait dû se produire par suite de l'extension de la phlegmasie du cul-de-sac postérieur du vagin au cul-de-sac correspondant du péritoine. »

Rémy relate de même la pelvi-péritonite parmi les accidents de la blennorrhagie de l'utérus.

Telles sont, messieurs, les différentes opinions émises par les auteurs relativement à la fréquence et à la pathogénie des accidents péri-utérins, survenus pendant l'évolution de la blennorrhagie utérine et même vaginale. J'ai tenu à vous les faire connaître, afin que vous puissiez mieux apprécier les divergences qui existent entre ces opinions et celle que j'ai émise, depuis un certain nombre d'années, dans mes conférences cliniques annuelles.

Mes études sur la blennorrhagie de la femme reposent, vous le savez, sur un grand nombre de faits, puisque cette affection est des plus communes dans les salles de l'hôpital de Lourcine. Depuis 1877, époque où j'ai pris la direction de l'un des services de cet hôpital, j'ai réuni un nombre considérable de matériaux, puisque les observations de toutes les malades sont prises par mes élèves et conservées scrupuleusement. Or, si vous dépouillez toutes ces observations, ainsi que je viens de le faire, vous constaterez que la blennorrhagie utérine primitive est excessivement rare. Sur deux mille cas environ, je l'ai observée dix fois au plus.

Vous constaterez, en outre, que l'ovarite et la salpingite sont tellement rares, que je n'ai pu en relever un seul cas. Quant à la pelvi-péritonite, je l'ai constatée deux fois. Il s'agit, dans les deux cas, d'une pelvi-péritonite, circonscrite au cul-de-sac péritonéal recto-utérin, survenue vers le huitième jour de l'évolution blennorrhagique.

Par exemple, il est une lésion péri-utérine qui n'a jamais fait défaut, et qui n'a pas été signalée par les auteurs, je veux parler de l'adéno-lymphite péri-utérine.

L'inflammation lymphatique utérine et péri-utérine, vous le savez et vous l'observez tous les jours, est intimement unie à l'inflammation utérine.

La présence de l'adéno-lymphite et des complications qui en sont la conséquence, ne doit pas étonner, puisque, dans la blennorrhagie utérine, la muqueuse du col, parfois du corps et même des trompes, d'après les auteurs, est enflammée.

L'adéno-lymphite existait le plus ordinairement à

l'état simple, reconnaissable à ses caractères cliniques si nets, si tranchés. Une fois la péri-adénite l'accompagnait, et deux fois, je le répète, une pelvi-péritonite circonscrite est venue la compliquer.

Les dix observations de blennorrhagie utérine ont d'autant plus de valeur que, chez mes dix malades, cette affection existait en dehors de toute lésion utérine antérieure. La lésion première était manifestement l'affection virulente. C'est là le point essentiel de cette étude, car il est à craindre, malgré l'autorité qui s'attache aux études cliniques de mes prédécesseurs dans cet hôpital, que, méconnaissant l'existence de l'adéno-lymphite, ils aient confondu cette lésion, qui, je le répète, est constante avec une ovarite ou une salpingite, lésions des plus rares, puisque je n'en ai pu relever un seul cas.

Au point de vue donc de la fréquence de l'ovarite, de la salpingite, de la pelvi-péritonite même, je suis obligé de dire, me basant sur le relevé de mes observations, que ces lésions font absolument défaut, ou du moins qu'elles sont d'une rareté extrême, pendant l'évolution de la blennorrhagie utérine. Et pourtant, suivant les auteurs, ces accidents blennorrhagiques péri-utérins sont relativement assez fréquents, surtout la pelvi-péritonite. Que conclure ? Pour ma part, je le répète, je crois à une confusion avec l'adéno-lymphite péri-utérine, et à ce qu'il n'a pas été assez tenu compte de l'existence antérieure d'une métrite traumatique ou constitutionnèlle. Chez presque toutes mes malades blennorrhagiques, le relevé de mes observations constate cette existence. Chez toutes, il est facile de reconnaître que la métrite est antérieure

à la contagion blennorrhagique, qu'elle remonte à une
date plus ou moins ancienne, par suite des troubles
locaux, fonctionnels ou sympathiques présentées par la
malade. Le toucher vaginal permet en outre de constater
des lésions utérines anciennes et par suite l'adéno-
lymphite simple ou compliquée. Je crois donc que,
souvent, on a confondu la blennorrhagie utérine avec
une métrite ancienne qui, dans certains cas, avait pu
s'exaspérer, passer à l'état subaigu et même aigu, sous
l'influence excitante de l'affection virulente, ainsi que je
l'ai observé à différentes reprises; je crois de même
qu'on s'est mépris sur la nature des accidents péri-
utérins, en leur donnant pour pathogénie la blennorrhagie, alors qu'ils existaient avant le développement de
cette affection, et qu'ils se réveillaient sous l'influence
de l'acuité de l'inflammation utérine, ainsi que je vous
le montre dans mes conférences cliniques.

Quant à la pathogénie des accidents péri-utérins, pendant l'évolution blennorrhagique, elle me semble nette
et précise. Il n'est nul besoin de faire intervenir une
propagation de l'inflammation blennorrhagique vaginale
ou utérine soit à travers le vagin, soit à travers la
trompe, jusqu'au péritoine pour expliquer l'apparition
de la pelvi-péritonite simple ou suppurée; la présence
de l'adéno-lymphite péri-utérine suffit pour expliquer
le développement des accidents péri-utérins. Nous
voyons dans la blennorrhagie vagino-utérine les mêmes
effets que dans la métrite traumatique ou constitutionnelle. Nous assistons, par le fait de l'adéno-lymphite
utérine et péri-utérine, au développement de la péri-

adénite, de l'adéno-phlegmon du ligament large, de l'adéno-phlegmon péri-utérin, de l'adéno-pelvi-péritonite, comme nous y assistons alors qu'il ne s'agit que d'une affection utérine non virulente. Telle est, messieurs, la pathogénie de ces accidents ; je n'insiste pas, car ces faits sont aujourd'hui connus de vous tous qui suivez mes conférences cliniques. J'en ai fait du reste une étude approfondie dans mon *Traité clinique des affections utérines* et dans mes *Leçons sur la thérapeutique de la métrite.*

En tenant compte de tout ce que je viens de dire relativement à l'existence préalable de la métrite chez la femme blennorrhagique et des lésions péri-utérines qui sont la conséqnence de l'adéno-lymphite, vous aurez l'explication de l'opinion émise par Rémy avec quelques auteurs, alors qu'il nous dit : « Les lésions trouvées à l'ouverture du corps de vieilles prostituées, telles que trompes déviées, adhérentes à la face postérieure de l'utérus, oblitérées par place, dilatées par l'accumulation du mucus entre deux strictures, sont vraisemblablement le résultat de vieilles blennorrhagies. » Ces auteurs ont évidemment attribués à tort à la blennorrhagie des lésions qui appartiennent à la métrite, à l'adéno-lymphite et à ses complications. Telles sont du moins, messieurs, les déductions qu'il faut tirer de tout ce que je viens de dire sur la blennorrhagie utérine et ses accidents.

Les auteurs, ai-je dit, décrivent une ovarite blennorrhagique ; tout en admettant que cette affection est des plus rares, puisque je n'en ai jamais observé un seul exemple, je n'en dois pas moins décrire les principaux symptômes qui caractérisent cette affection.

Parfois, au début de la vaginite blennorrhagique, le plus ordinairement vers le deuxième ou troisième septénaire, la malade éprouve dans l'une ou l'autre des régions iliaques, quelquefois dans les deux, une douleur avec tension, gonflement, douleur à la pression. En outre, suivant Ricord, toutes les fois qu'on fait coucher la malade sur le côté où existe le gonflement, la douleur diminue, car, à mesure que la position change, les tiraillements exercés sur l'organe affecté diminuent et par suite la douleur dont ces tiraillements sont la cause. Au nombre des troubles fonctionnels de voisinage, nous trouvons des envies fréquentes d'uriner, de la dysurie, de la constipation.

Outre les signes physiques de la métrite, mentionnés plus haut, le toucher vaginal fait constater, toujours d'après les auteurs, ne l'oublions pas, dans l'un des culs-de-sac vaginaux, parfois dans les deux si l'ovarite est double, en haut et en arrière, une petite tumeur, assez mobile, du volume d'une amande environ et très douloureuse à la pression. Cette tumeur, comme appendue à l'utérus, est située cependant à une certaine distance de lui; elle en est distincte; une rainure très appréciable avec le doigt permet d'affirmer qu'il n'existe aucune adhérence entre elle et l'utérus.

Tous ces caractères cliniques, vous le voyez, sont peu concluants en faveur de l'existence de l'ovarite blennorrhagique. Ils appartiennent surtout à l'adéno-lymphite péri-utérine et à l'adéno-pelvi-péritonite. Aussi n'est-il pas étonnant que cette affection ait été niée par le plus grand nombre des auteurs et notamment par Aran qui, en présence de la comparaison établie par Ricord entre l'ovarite de la femme et l'orchite de l'homme, a écrit : « Il m'est impossible de partager cette opinion... Je conteste les relations qu'on a voulu établir entre la blennorrhagie et l'ovarite chez la femme, la blennorrhagie et l'orchite chez l'homme. »

L'histoire clinique de la salpingite blennorrhagiqne se confond avec celle de l'ovarite et de la pelvi-péritonite.

Parmi les auteurs qui admettent cette affection, Aran pense que la trompe « revêtue d'une membrane muqueuse à l'intérieur, d'une membrane séreuse à l'extérieur, pourvue de nombreux vaisseaux, en libre continuité avec le péritoine pelvien d'une part, la muqueuse utérine de l'autre », s'enflamme facilement; mais les symptômes en sont peu caractéristiques. A. Guérin croit que la salpingite blennorrhagique peut exister isolément. Il donne de cette lésion l'anatomie pathologique suivante : « Souvent les deux trompes sont enflammées en même temps, souvent des adhérences unissent ces parties aux organes voisins. Les flexuosités de la partie moyenne sont plus prononcées qu'à l'état normal. C'est dans cette partie que les traces d'inflammation sont plus appréciables. Les parois tantôt épaissies, tantôt amincies, sont couvertes d'un réseau vasculaire injecté d'une couleur rouge plus ou moins foncée. La cavité de l'intérieur des trompes contient du pus. La membrane muqueuse qui les tapisse est boursouflée. Le pavillon est adhérent aux parties voisines. »

Les symptômes se confondent avec ceux de la pelvi-péritonite.

Kiwisck assigne à cette affection comme caractère essentiel la présence d'une tumeur située sur les parties latérales et en haut de l'utérus, tumeur qui serait allongée et bombée et se dirigerait de l'utérus vers la circonférence du bassin. Ce symptôme se retrouve dans l'observation suivante de A. Guérin, et lui a permis de porter le diagnostic salpingite blennorrhagique.

Il s'agit d'une jeune fille, Gabrielle C..., âgée de dix-neuf ans, exerçant la profession de blanchisseuse, entrée à l'Hôtel-Dieu, en décembre 1875, salle Saint-Maurice, lit n° 21.

Depuis trois jours elle se plaint de ressentir au-dessus du ligament de Fallope du côté gauche une vive douleur qui augmente par la pression. La région qui est le siège de cette douleur n'est pas déformée et, à la vue, il serait impossible d'y rien soupçonner d'anormal. Absence complète de météorisme. A la palpation et lorsqu'on cherche à déprimer la paroi abdominale, au niveau de la fosse iliaque, on éprouve une résistance qui indique, avec la douleur provoquée, qu'il y a en ce point une lésion que le toucher vaginal peut seul nous faire reconnaître. En portant le doigt indicateur dans le cul-de-sac gauche du vagin, on ne trouve pas tout d'abord l'explication de la douleur dont la malade se plaint. La dépression qui, à l'état normal, existe sur ce point, à droite et à gauche, n'est pas modifiée. Les parois du vagin ont conservé la consistance qu'elles ont normalement. Le col de l'utérus ne présente ni hypertrophie, ni induration; son orifice arrondi et peu ouvert est celui d'une fille qui n'a pas eu d'enfant.

L'utérus est mobile, et l'on peut lui imprimer des mouvements, limités toutefois, en le portant de droite à gauche; quand on cherche à le pousser de gauche à droite, on sent qu'il est retenu vers le point qui est le siège de la douleur.

Dans le cul-de-sac droit et en arrière du col, on s'assure facilement que rien ne s'est produit; à gauche, au contraire, quand on pousse le cul-de-sac vaginal en haut, le bout de l'indicateur arrive sur une sorte d'empâtement qui commence à 2 centimètres de l'utérus, et se prolonge transversalement.

En s'aidant du palper abdominal, on parvient à circonscrire, imparfaitement toutefois, une tumeur dont le diamètre transversal peut avoir 4 ou 5 centimètres seulement. Cette petite tumeur est récente; elle n'existait pas le jour où nous touchâmes la malade pour la première fois. Elle est d'ailleurs si bien isolée du cul-de-sac du vagin, qu'il est impossible d'admettre un seul instant l'existence d'un phlegmon du ligament large.

Le seul symptôme qui pourrait faire penser à une péritonite localisée, c'est la douleur, car jusqu'ici la petite tumeur a une mobilité que l'on n'observe jamais dans la pelvi-péritonite. La forme, allongée en travers, de cette petite tumeur, pourrait en imposer pour une ovarite. Mais une inflammation qui aurait donné aussi subitement un pareil volume à l'ovaire eût donné lieu à des douleurs bien plus vives que celles que Gabrielle G... a ressenties. Cette jeune fille s'est présentée le vendredi 3 décembre à la consultation, se plaignant de pertes abondantes, et avouant qu'elle ressentait, en urinant, une assez vive douleur.

Le samedi, je l'examinai, et je reconnus qu'elle était affectée d'une blennorrhagie vaginale. Il y avait une coloration rouge du vagin, et une grande abondance de pus qui coulait par la vulve au niveau de la fourchette. Le spéculum dont je me suis servi pour cet examen était couvert de pus.

Le pus était en si grande abondance que, dès le premier jour, j'exprimai la crainte de voir l'inflammation se propager à l'utérus et aux trompes; à cause de cela, je cherchai à tarir promptement l'écoulement purulent et, dans ce but, j'appliquai au fond du vagin un tampon d'ouate rempli de poudre d'alun. Malheureusement cette fille qui ne veut pas être gênée, ayant rapporté le malaise qu'elle éprouvait à la présence du tampon d'alun, se hâta de s'en débarrasser, et le lendemain je trouvai, sur la planche de son lit, ce tampon tout couvert de pus.

Comme il y aurait eu inconvénient à introduire une seconde fois le spéculum dans un conduit enflammé, je me contentai de prescrire des bains et des cataplasmes sur le ventre. Pendant deux ou trois jours, l'état de cette malade ne parut pas s'aggraver; mais le jeudi, 9 décembre, elle se plaignit de ressentir dans la fosse iliaque gauche une douleur, qu'une pression assez légère rendit plus vive. C'est alors, qu'en pratiquant le toucher, je reconnus l'existence de la petite tumeur que j'ai décrite précédemment. Quand on sait avec quelle facilité la blennorrhagie se propage à la membrane muqueuse utérine, et de la cavité de l'utérus à la trompe, etc., on ne s'étonne pas de trouver chez notre malade une tumeur inflammatoire au niveau de la trompe.

Je crois que chez Gabrielle G... il existe une salpingite blennorrhagique. Je vous ai dit pourquoi je repousse l'existence d'une pelvi-péritonite, qui est une des complications la moins rare de la blennorrhagie chez la femme.

Pour A. Guérin, le pronostic d'une pareille maladie a une certaine gravité. La malade guérira, sans doute, mais elle ne guérira pas vite. La stérilité peut d'ailleurs être la conséquence de cette inflammation.

La pelvi-péritonite dite blennorrhagique ou mieux adéno-pelvi-péritonite, accident de la blennorrhagie utérine, se révèle par les caractères ordinaires de cette affection, je ne fais que les énumérer : début par douleur vive, limitée ou généralisée, réveillée par le palper abdominal, la marche, le plus léger mouvement même ; souvent, au début, frisson, bientôt suivi de nausées, de vomissements, d'inappétence, tantôt avec diarrhée, tantôt avec constipation. Le toucher vaginal et rectal permet de constater l'adéno-lymphite, les ganglions volumineux, durs et douloureux, l'épaississement du cul-de-sac péritonéal postérieur, l'immobilité de l'utérus, souvent la position vicieuse de cet organe, enfin la douleur provoquée par la pression digitale ou par les mouvements imprimés à l'utérus. Plus tard, une tumeur se développe, et le toucher permet d'en constater tous les caractères.

Je n'insiste pas sur l'évolution, la durée, la terminaison

de cette affection qui, au point de vue clinique, ne présente aucune différence avec l'adéno-pelvi-péritonite ordinaire, affection que j'ai étudiée longuement dans mon *Traité clinique des affections utérines*.

Je ne puis m'empêcher, en terminant cette étude des accidents péri-utérins et surtout péritonéaux, accidents survenant rarement, il est vrai, pendant l'évolution de la blennorrhagie utéro-vaginale, de les rapprocher des accidents péritonéaux, observés chez l'homme, pendant le développement de la blennorrhagie uréthrale, alors que la prostate, les vésicules séminales, le canal déférentiel et l'épididyme sont atteints. Dans ces conditions, vous le savez, on peut voir survenir, ainsi que Ricord, Guyot, Peter, Gosselin, Faucon, etc., etc., l'ont établi, des péritonites pelviennes, localisées ou généralisées, des phlegmons sous-péritonéaux, d'une gravité plus ou moins grande; la mort en est parfois la conséquence. Je me borne à vous rappeler la possibilité de ces accidents chez l'homme. Les décrire ce serait sortir du sujet que je me suis tracé. Il me suffit de vous dire que, chez l'homme, ainsi que chez la femme, ces accidents ne sont possibles, qu'autant que le système lymphatique est atteint, qu'autant que l'inflammation lymphatique se propage aux tissus voisins. La pathogénie de ces accidents, dits blennorrhagiques, est, vous le voyez, la même dans l'un et l'autre sexe.

HUITIÈME LEÇON

La blennorrhagie ano-rectale est assez rare, quoique les actes contre nature, la sodomie, soient assez fréquents chez la femme, ainsi que je l'ai établi dans mes *Leçons sur les déformations vulvaires et anales*. Cette blennorrhagie se contracte par le fait du coït anal. A. Tardieu en a signalé un cas chez l'homme. J'en ai recueilli trois cas chez la femme. Elle est caractérisée par une rougeur intense, plus ou moins livide de la muqueuse ano-rectale, par un boursoufflement de cette muqueuse et par un écoulement séro-purulent, humectant constamment l'orifice anal ; cet écoulement est très appréciable, alors qu'on exerce une légère pression sur l'anus ou sur le périnée. Sa coloration jaune verdâtre est analogue à celle du pus de la vaginite blennorrhagique ;

il sera intéressant d'y rechercher l'agent infectieux de la blennorrhagie, le gonococcus.

Cette affection débute vingt-six, quarante-huit heures après le coït anal; elle évolue assez rapidement. Sa durée est de quinze à vingt jours. Sa guérison est donc plus rapide que la blennorrhagie des autres régions.

Il est probable pourtant qu'elle peut exister à l'état chronique; mais, jusqu'à ce jour, je n'en ai pas observé d'exemple, n'ayant pas eu l'occasion de revoir les malades dont j'ai recueilli l'observation. Je ne puis de même dire quelles sont les conséquences de cette affection? quelles en sont les complications? faut-il notamment en tenir compte dans le rétrécissement de l'anus, dans le rétrécissement du rectum? A ne considérer que les lésions de la muqueuse anale qui, à moins d'un traumatisme récent, n'est pas ulcérée, déchirée, ce qui permet, je le dis, en passant, de différentier l'affection virulente de l'anus de la rectite traumatique aiguë, il est à croire que le rétrécissement ano-rectal n'est pas la complication ordinaire de la blennorrhagie ano-rectale. En outre, l'affection évolue rapidement, la guérison est prompte; aussi les lésions profondes de la muqueuse et du tissu sous-muqueux n'ont pas le temps de se produire.

Tels sont les seuls renseignements que je suis à même de vous donner sur cette affection virulente de l'anus. L'attention étant éveillée sur son existence, son étude sera certainement complétée un jour.

La blennorrhagie oculo-palpébrale a pour siège le cul-de-sac conjonctival et, parfois, le sac lacrymal; de là, l'inflammation s'étend à toute la muqueuse oculo-palpébrale. Elle reconnaît pour origine l'inoculation du pus blennorrhagique.

Comment se fait cette inoculation? Quelle est la fréquence de cette blennorhagie? Telles sont les deux questions qu'il faut d'abord résoudre.

Recherchons d'abord la fréquence de la blennorrhagie oculo-palpébrale? « C'est un fait curieux, dit de Wecker, que, malgré la très grande fréquence de la gonorrhée et la facilité avec laquelle la sécrétion gonorrhéique est inoculée, l'inoculation sur la conjonctive ne se fasse pas plus souvent. » Tous les auteurs, avec Vidal (de Cassis), Ricord, A. Guérin, etc., etc., ont signalé, en effet, le peu de fréquence de cette blennorrhagie.

Un fait, encore plus remarquable, est son extrême rareté chez la femme. On peut dire que, dans nos grands services de Lourcine, cette blennorrhagie est presque inconnue. Tous les médecins et tous les chirurgiens de cet hôpital ont insisté sur son peu de fréquence, sur son absence même.

Ainsi A. Guérin a écrit n'avoir jamais vu un seul cas d'ophthalmie blennorrhagique pendant les quelques années où il a dirigé un des principaux services de chirurgie de cet hôpital.

A Vienne, Sigmund en a constaté un ou deux cas, tout en avouant son extrême rareté.

Quant à moi, depuis sept ans que je dirige un service à Lourcine, je n'en ai pas rencontré un seul cas sur les deux mille femmes dont j'ai recueilli l'observation. De tout ceci, je le répète, il résulte que la blennorrhagie oculo-palpébrale est rare, qu'elle serait même à peu près inconnue chez la femme.

Quant à l'autre question : comment se fait l'inoculation? les auteurs ne sont pas d'accord sur la solution à lui donner; aussi la pathogénie de la blennorrhagie oculo-palpébrale est diversement interprétée. Tandis que les uns admettent l'inoculation directe, les autres font intervenir la métastase ou l'infection, l'altération du sang par le virus blennorrhagique.

Guérin, cherchant à expliquer la différence qui existe entre l'homme et la femme, devant l'ophthalmie blennorrhagique, alors que le virus est le même, dit qu'il ne faut pas s'étonner, si des auteurs, rejetant l'inoculation directe, ont cherché dans une autre théorie l'explication d'une telle différence et admis soit la métastase, soit l'infection du sang par le principe virulent, qui, aujourd'hui, nous le savons, ne serait autre que le micrococcus blennorrhagique.

L'école du Midi a admis l'inoculation directe; suivant elle, celle-ci s'opère par les doigts. Pourtant, dirai-je, si ce mode de transport est le vrai, pourquoi l'ophthalmie blennorrhagique n'est-elle pas plus fréquente à l'hôpital de Lourcine où la manuélisation se rencontre si souvent, ainsi que je l'ai dit dans mes *Leçons sur les déformations vulvaires*, et où les malades n'observent pas les principes rigides de l'hygiène?

Ces faits, du reste, avaient attiré l'attention d'A. Guérin. Aussi cet auteur, rejetant en partie l'inoculation directe et la métastase qui n'explique rien, arrive à cette opinion que « le virus blennorrhagique trouvant des conditions particulières de constitution, d'organes, de muqueuses, de vaisseaux absorbants, agit sur la conjonctive et les synoviales comme sur la membrane muqueuse de l'urèthre; mais, tandis que son action est directe sur cette dernière, elle ne s'exerce sur les yeux et les articulations que par l'intermédiaire du sang. » Cet éminent chirurgien paraît donc incliner vers la pathogénie de l'infection, puisque pour lui les complications oculaires et articulaires pourraient être attribuées à un état infectieux du sang.

Je tenais, Messieurs, à vous faire connaître cette opinion, émise bien avant la découverte du micrococcus blennorrhagique, agent infectieux de la blennorrhagie. La théorie de l'infection tend, en effet, aujourd'hui, à prévaloir; il est bon de savoir quel en est le premier auteur.

Les auteurs qui admettent que la cause la plus fréquente de la blennorrhagie oculaire chez l'adulte, ainsi que chez le nouveau-né, est l'inoculation directe, discutent sur la manière dont celle-ci se produit. Ainsi, les uns pensent que l'air sert de véhicule aux globules de pus desséché qui se déposent sur la muqueuse oculaire; les autres admettent tout simplement que l'inoculation se produit par les doigts, le linge, etc., etc.

La première opinion ne saurait être admise, alors que nous savons, d'après les expériences de Piringer, de F. d'Œger, qu'une proportion de 1 p. 100 de pus dans l'eau est inoffensive. A plus forte raison, doit-il en être de même, dit de Wecker, alors qu'il s'agit de simples molécules purulentes en suspension dans l'air libre.

Relativement à la deuxième opinion, à celle qui admet l'inoculation se produisant par les doigts, les linges, les pièces de pansements, il est permis de s'étonner de la rareté de la blennorrhagie oculo-palpébrale et surtout de sa rareté si caractéristique chez la femme. Mackensie a cherché à expliquer cette rareté : » Quand on se frotte les yeux, dit-il, il se produit instinctivement un clignement. Il en résulte que le pus blennorrhagique ne peut s'inoculer qu'au niveau du sac lacrymal, qui se trouve le seul point le moins protégé. »

Parfois pourtant cette inoculation se produit, et cela plus souvent sur l'œil droit que sur l'œil gauche, et plus souvent aussi chez l'homme que chez la femme. Seulement il faut savoir que la matière blennorrhagique n'est pas inoculable constamment; qu'elle perd cette faculté, si on la délaye dans cinquante ou cent fois son volume d'eau, ou bien si on la dessèche sur du linge ou des habits, et qu'on l'expose pendant trente-six ou quarante-huit heures à l'air.

Un fait important est, en outre, signalé par les oculistes : la sécrétion de la gonorrhée peut produire la conjonctivite qui, d'abord purulente, se transforme en diphthérique; les cas foudroyants seraient souvent diphthériques.

Enfin un autre point de cette histoire si intéressante de la blennorrhagie oculaire est encore le suivant : cette affection se montre non seulement chez les individus atteints de blennorrhagie uréthrale, mais encore chez ceux qui en sont indemnes. En général, ces derniers sont des individus qui ont touché les organes génitaux d'autres sujets blennorrhagiques, ou bien des pièces de pansements recouvrant ces organes. Cette ophthalmie peut donc se rencontrer soit chez des blennorrhagiques, soit chez des sujets qui en sont exempts. Ces considérations sont des plus importantes pour l'ophthalmie des nouveau-nés.

La théorie de la métastase n'est plus admise aujourd'hui, et ne saurait du reste être invoquée, puisque le micro-organisme blennorrhagique a été constaté dans le pus de la blennorrhagie oculaire.

Neisser a constaté, en effet, la présence du gonococcus dans la blennorrhagie oculaire et dans la conjonctivite purulente des nouveau-nés. Celle-ci paraît bien être due à l'inoculation blennorrhagique, car elle se développe régulièrement le troisième ou quatrième jour après la naissance. Toutefois cette recherche du microbe blennorrhagique devra être faite dans tous les cas de conjonctivite purulente des nouveaunés, afin d'élucider la question si intéressante et si controversée de la nature de cette affection; les uns admettant qu'il suffit d'un simple catarrhe vaginovulvaire chez la mère pour produire cette affection oculaire chez l'enfant; les autres, que la blennorrhagie maternelle est nécessaire pour la développer.

La statistique de Lederschold, à la maternité de Stokholm, est jusqu'à ce jour en faveur de la première opinion, puisqu'elle montre qu'il suffit d'un écoulement génital chez la mère pour donner lieu au développement de la conjonctivite purulente des nouveau-nés. La recherche du gonococcus blennorrhagique, je le répète, lèvera les doutes sur la pathogénie de cette affection. En outre, elle sera très importante en médecine légale, au point de vue de l'identité de la mère.

Haat et Saatler ont décrit un microbe dans la conjonctivite purulente simple ; il sera important de lui assigner des caractères physiques nets et précis, afin de ne pas établir de confusion avec le précédent. D'après ces auteurs, en effet, c'est à cet élément, vrai micrococcus, qu'il faut attribuer le rôle principal dans la contagion si considérable, on le sait, de cette affection. Cette distinction est d'autant plus importante à faire que, cliniquement, vous le savez, ces deux affections : blennorrhagie oculaire, ophthalmie purulente, ont des symptômes identiques, une même évolution. Peut-être celle-ci, ainsi que je vais le dire, est plus rapide dans l'affection blennorrhagique. Toutefois ce n'est pas un phénomène si constant pour permettre à lui seul le diagnostic.

De tout ce que je viens de dire, il résulte que la blennorrhagie oculaire est une affection peu fréquente ; qu'elle s'observe plutôt chez l'homme que chez la femme ; qu'elle résulte probablement de l'inoculation du gonococcus blennorrhagique, point de pathogénie qui sera définitivement fixé, alors que, cultivant le microbe, on l'inoculera à la muqueuse conjonctivale. Cette inoculation, suivant le professeur Bouchard, peut et doit être même pratiquée, alors qu'il s'agit de guérir une affection oculaire excessivement grave, telle que le pannus, par exemple.

Les symptômes de la blennorrhagie oculaire, dit Abadie, dans son excellent *Traité sur les affections de l'œil*, sont ceux de l'ophthalmie purulente, avec cette différence que, dès le début, dans la blennorrhagie, les douleurs sont vives, le chémosis considérable, que les abcès et les ulcérations de la cornée progressent rapidement, et détruisent parfois cette membrane en vingt-quatre heures et même moins.

Quels sont donc les symptômes de la conjonctivite purulente ?

Lorsque le début est soudain, inattendu, ainsi qu'il arrive alors qu'il s'agit de la blennorrhagie oculaire, en quarante-huit heures les lésions de la muqueuse ont atteint parfois leur plus haut degré, et déjà la cornée peut être sérieusement compromise.

Les paupières rougissent et se tuméfient considérablement. La conjonctive est très congestionnée, boursouflée, infiltrée de sérosité, surtout au niveau des culs-de-sac ; elle paraît lisse, tendue. A cause du tissu dense et résistant qui attache la conjonctive aux tarses, l'empâtement séreux est moins considérable à ce niveau, mais cependant il est suffisant pour produire un léger ectropion. L'œdème de la conjonctive bulbaire forme autour de la cornée un bourrelet, parfois tellement accusé que la cornée se trouve presque masquée. Pendant les premières heures, il s'écoule à travers les paupières un liquide séreux, jaune citron, mélangé de quelques grumeaux de pus coagulé. Les malades éprouvent d'abord une sensation de graviers introduits sous les paupières, puis des douleurs violentes, parfois intolérables.

Pendant la période d'état, la sécrétion se modifie ; elle devient louche, plus épaisse, jaunâtre, franchement purulente ; elle remplit les culs-de-sacs et s'écoule continuellement sur la joue. Parfois sous les paupières agglutinées, le pus s'accumule.

Au moment où la suppuration s'établit, le gonflement des paupières diminue, les douleurs disparaissent. C'est alors que surviennent les complications les plus sérieuses, celles qui constituent le véritable danger de l'affection.

Si l'inflammation, en effet, est abandonnée à son évolution spontanée, la cornée ne tarde pas à présenter des altérations profondes. A l'éclairage oblique, on constate dans son épaisseur la présence d'une infiltration grisâtre, parfois périphérique, s'avançant progressivement vers le centre, ou bien centrale, s'étendant vers la périphérie. Bientôt la teinte change; elle devient blanc jaunâtre, un peu plus tard jaune paille; du véritable pus est alors répandu dans les lames de la cornée.

D'autres fois, les lésions cornéennes affectent un caractère différent; ce sont des ulcérations dont le siège, la profondeur et l'étendue présentent encore de grandes variétés. Sont-elles centrales, petites, transparentes, superficielles, elles ont peu de gravité et peuvent même échapper à un observateur attentif. Mais si, occupant la périphérie, elles creusent un sillon profond sur le pourtour de la cornée, la nutrition des parties centrales ne se fait que d'une façon incomplète, de larges lambeaux se sphacèlent et se détachent. Enfin, dans les cas les plus graves, où la marche de la maladie est extrêmement rapide, la cornée, nécrosée tout entière, se détache d'un seul bloc, laissant une large ouverture à travers laquelle s'échappent le cristallin et le corps vitré.

Arrivée à la période de déclin, au moment où la sécrétion purulente est franchement établie, les paupières se dégonflent, il devient plus facile de les renverser et de les examiner. La muqueuse n'est plus, comme au début, lisse, luisante et tendue ; elle est couverte de saillies et de rugosités ; des papilles rouges, turgescentes, apparaissent de toutes parts à sa surface, mais surtout au niveau des culs-de-sac supérieur et inférieur.

Après une durée variable, la sécrétion purulente commence à se tarir. Elle reprend peu à peu les caractères du début. Le pus est moins épais, moins lié. Bientôt la conjonctive ne sécrète plus qu'un liquide séreux, presque transparent, mêlé seulement de quelques flocons purulents, de plus en plus rares. Les lésions de la muqueuse disparaissent plus lentement ; et si la maladie n'a pas été modifiée par le traitement, elle passe à l'état chronique. Alors, pendant longtemps encore, on constate l'infiltration, l'épaississement général ou partiel de la muqueuse, ainsi que les villosités charnues, plus ou moins saillantes, qui tapissent sa surface. Ces hypertrophies papillaires se développent, végètent, se multiplient et acquièrent parfois des dimensions considérables, mais elles finissent à la longue par disparaître et s'atrophier, soit sous l'influence du traitement, soit spontanément.

Tels sont, Messieurs, les principaux caractères cliniques et l'ophthalmie purulente et par suite de l'ophthalmie blennorrhagique. C'est, je le répète, en recherchant les différences physiques de l'agent infectieux des deux affections que le diagnostic sera établi et, par suite, la pathogénie de l'affection connue.

Ainsi que vous pouvez en juger par la description

symptomatologique que je viens d'en faire, le pronostic
de la blennorrhagie oculaire est des plus sérieux, des
plus graves. La perte, sinon de la vue totale, du moins
de celle d'un œil, en est souvent la conséquence. En
effet, les abcès, les ulcères de la cornée, aboutissant à
des perforations plus ou moins étendues, peuvent avoir
des conséquences funestes pour la vision. En outre, il ne
faut pas oublier la possibilité d'une complication, la transformation de cette ophthalmie en véritable conjonctivite
diphthéritique, affection encore plus redoutable, si cela
est possible.

NEUVIÈME ET DIXIÈME LEÇONS

Les accidents, les complications de la blennorrhagie, décrits par les auteurs, sont nombreux et variés. On peut les diviser en deux groupes sous le rapport de leur pathogénie.

Le premier comprend les irradiations phlegmasiques locales, ce sont les accidents locaux. Le second englobe les complications à distance, celles qui se développent dans les organes, dans les tissus sans relation avec le siège de la blennorrhagie; leur pathogénie est sujette à controverses. Elles consistent dans le rhumatisme blennorrhagique, dans les inflammations des gaines synoviales, des bourses séreuses, dans les affections névralgiques (névralgies trifaciale, intercostale, sciatique); dans l'ophthalmie métastatique, dite rhumatismale, bien différente de la purulente.

Parmi les accidents du premier groupe chez la femme, nous avons les adénites, la lymphangite des grandes et des petites lèvres, l'inflammation des glandes de Bartholin, les fistules vulvaires, uréthrales et péri-uréthrales, l'adéno-lymphite péri-utérine et ses conséquences : l'adéno-phlegmon du ligament large, l'adéno-phlegmon péri-utérin, l'adéno-pelvi-péritonite.

Ces accidents ont été décrits en partie avec la vulvite, l'uréthro-folliculite, la vaginite et la métrite, je n'insiste pas. Il me reste à parler de l'adénite inguinale et de la lymphangite des grandes et petites lèvres.

1° *Adénite inguinale aiguë et chronique.* — Au début de la blennorrhagie, qu'elle soit vulvaire, uréthrale ou vaginale, vous voyez parfois se développer l'inflammation d'un ganglion de l'aine. Je dis parfois, avec intention, car chez la femme cette complication est rare. Lorsqu'elle survient, on voit apparaître une tuméfaction douloureuse, soit à droite, soit à gauche, très rarement des deux côtés. Cette tuméfaction est plus ou moins étendue, la douleur est plus ou moins vive. En quelques jours, trois ou quatre en moyenne, la tuméfaction se dissipe et la résolution se fait.

Chez la femme, il est à remarquer que l'adénite de la blennorrhagie a peu de tendance à la suppuration, surtout si la malade garde le repos et se traite dès le début.

Lorsque la suppuration a lieu, une péri-adénite se développe; la peau est tendue, rouge, luisante, œdémateuse, chaude; la région de l'aine est le siège d'un gonflement très douloureux. Le ganglion est confondu au milieu de l'empâtement de la région. Cette tuméfaction, d'abord dure, se ramollit en peu de jours et, au centre, la palpation constate un point fluctuant. Vous observez pour l'adéno-phlegmon de l'aine les mêmes phénomènes inflammatoires que pour l'adéno-phlegmon de l'aisselle, du coude, de la région maxillaire, et j'ajoute de l'utérus. Si le médecin n'intervient pas, l'ouverture a lieu spontanément, et il en sort un pus qui n'est pas virulent, fait bien mis en lumière par Ricord.

Le foyer une fois vidé, l'abcès se cicatrise. Ce n'est qu'à de rares exceptions que le foyer de l'abcès se convertit en ulcère, en clapier; qu'une fistule survient. Le plus souvent, je le répète, les parois s'agglutinent, la cicatrisation s'opère et on trouve, à la place de l'abcès ganglionnaire, une cicatrice régulière, légèrement froncée, blanchâtre. Vous le voyez, on n'observe aucun des caractères propres à l'adénite chancreuse, non infectieuse, c'est-à-dire le décollement de la peau, les ulcérations anfractueuses à clapiers multiples, à bords amincis, décollés, dont la cicatrisation, longue à se faire, produit une cicatrice irrégulière, rétractée, par suite des pertes de substance dues à la destruction du ganglion, de la peau et du tissu cellulaire de la région inguinale. Telle est la marche ordinaire de l'adénite inguinale conséquence de la blennorrhagie aiguë. Parfois, pourtant, la résolution n'est pas complète ; le ganglion reste volumineux. On peut même rencontrer dans la région inguinale plusieurs gros ganglions indolents, roulant sous le doigt et sans adhérences avec la peau. L'adénite est devenue chronique ; on constate cette évolution alors que la femme est lymphatique, scrofuleuse.

Ce fait est intéressant, car on se trouve en présence des caractères cliniques de la poly-adénite syphilitique ; d'où une erreur de diagnostic possible. Mais alors, on remarque toujours, dans la poly-adénite blennorrhagique, un ganglion plus volumineux, ordinairement l'interne. Aucune manifestation de syphilis n'apparaît. En outre, ces ganglions volumineux, indolents, ne sont pas reliés entre eux par une traînée lymphatique, ainsi qu'on le voit dans l'adénite syphilitique. Enfin la poly-adénite blennorrhagique chronique scrofuleuse existe surtout d'un seul côté et non des deux côtés.

2º *Lymphangite*. — Chez l'homme, atteint de blennorrhagie aiguë, on constate assez souvent, ainsi que l'a si bien dit Ricord, l'existence d'une lymphangite inflammatoire, se caractérisant sur les téguments de la verge par des traînées rouges, par des cordons durs, doulourenx, noueux, monoliformes, facilement isolables des parties sous-jacentes, par un œdème du prépuce, parfois même d'une portion du fourreau, et aboutissant aux ganglions inguinaux. De même chez la femme, atteinte de blennorrhagie aiguë, il est assez commun d'observer une lymphangite des petites et des grandes lèvres, facilement reconnaissable aux traînées rouges,

aux cordons durs, douloureux, dus au gonflement des
vaisseaux lymphatiques, à la tuméfaction œdémateuse
des tissus et aboutissant aux ganglions inguinaux. A plusieurs reprises, dans mes conférences cliniques, j'ai appelé votre attention sur cet accident de la blennorrhagie vulvaire aiguë; cette année même nous l'avons
constaté chez plusieurs de nos malades.

Cette lymphangite se résout rapidement. Jamais je ne
l'ai vue se terminer par suppuration. Chez l'homme, il
n'en serait pas de même. Parfois elle suppure; il se
forme de petits foyers de suppuration qui, dit Ch. Hardy,
« peuvent décoller la peau de la verge dans une certaine
étendue ».

De même, je ne l'ai jamais vue se terminer par la sclé-
rose des grandes lèvres, lésion qui, vous le savez, succède si souvent à la lymphangite syphilitique et qui
coïncide, ainsi que je l'ai dit, avec l'hypertrophie syphilitique des amygdales. Dans ce cas, la tuméfaction des
grandes lèvres est dure, non œdémateuse; elle est due
au développement du syphilome et à la lymphangite
chronique.

Ayant décrit les abcès et les fistules, à propos de la
folliculite et de la prostatite blennorrhagiques, ayant
signalé l'adéno-lymphite et ses complications péri-utérines, péritonéales, à propos de la blennorrhagie vaginale et utérine, je n'insiste pas sur ces complications de
l'affection virulente, et j'arrive à l'étude de la deuxième
catégorie des accidents, c'est-à-dire ceux qui se produisent
à distance, soit sur les articulations, sur les séreuses,
soit sur l'œil (ophthalmie métastatique ou rhumatismale).

Tout d'abord une question se présente : Ces accidents sont-ils fréquents?

Le médecin qui observe à l'hôpital de Lourcine peut hardiment répondre : Non. Ils sont même tellement rares qu'il ne les observe pas, alors qu'il dirige un service pendant plusieurs années; aussi est-il disposé à en nier l'existence. C'est pourquoi, il ne faut nullement s'étonner que les médecins et les chirurgiens de l'hôpital de Lourcine aient écrit que, chez la femme, ces accidents sont presque inconnus. Ainsi, relativement aux accidents arthropathiques, Cullerier, en neuf ans, paraît avoir observé deux ou trois fois l'arthrite blennorrhagique. A. Guérin a constaté cette arthrite une fois, en quatre ans; encore, dit-il, je n'oserais pas affirmer que ce ne fut pas une coïncidence de rhumatisme ordinaire avec un écoulement blennorrhagique. Rollet et Diday n'ont pas rencontré dans leur pratique, pourtant si étendue, un seul exemple d'arthropathie blennorrhagique, développée chez la femme. Panas, étant chirurgien de l'hôpital de Lourcine, n'en a pas constaté un seul cas. Quant à moi, depuis sept ans, je n'en ai pas observé un seul exemple[1], et pourtant la blennorrhagie, je l'ai dit et je le répète, est une affection des plus fréquentes à Lourcine. Aussi faut-il s'étonner de voir des auteurs écrire que l'arthrite blennorrhagique

---

1. Aujourd'hui je ne saurais être aussi affirmatif, puisque, pendant l impression de ces *Leçons,* j'ai pu recueillir sur une malade de mon service, couchée dans la salle Cullerier, une observation d'arthrite blennorrhagique de l'épaule droite et de l'articulation du coude du même côté. Cette femme n'est nullement arthritique et n'a jamais eu de rhumatisme articulaire aigu. Quoi qu'il en soit, cette affection arthropathique, je le maintiens, est des plus rares chez la femme.

s'observe aussi souvent chez la femme que chez l'homme. Cette proposition ne représente pas évidemment la vérité exacte, puisque, pendant de longues années d'observation, les médecins et les chirurgiens de l'hôpital de Lourcine n'ont observé aucun cas de cet accident de la blennorrhagie. Cet accident doit cependant se rencontrer, puisque des cliniciens éminents tels que Ricord, Richet, A. Fournier, etc. etc., nous apprennent qu'ils en ont observé quelques cas chez la femme. Chez l'homme, cette complication paraît être assez fréquente.

Quelle explication peut-on donner de cette différence dans l'un et l'autre sexe?

Les auteurs se sont livrés aux interprétations les plus diverses.

Les uns ont prétendu que, chez la femme, certains rhumatismes blennorrhagiques n'étaient pas diagnostiqués par défaut d'examen des organes génito-sexuels.

Les autres, avec Ricord, ont dit que, si le rhumatisme blennorrhagique était si rare chez la femme, c'est par suite de l'absence ou de la rareté de l'uréthrite, origine, pour eux, de l'arthrite.

Je ne saurais, Messieurs, pour ma part admettre cette double interprétation. D'une part, en effet, on ne peut invoquer dans mon service un examen incomplet, puisque toutes les femmes sont examinées, aussi scrupuleusement que possible, que leur observation est rigoureusement prise et conservée. D'autre part, je ne saurais faire intervenir l'uréthrite, comme cause pathogénique de l'arthropathie blennorrhagique, puisque l'affection uréthrale, au lieu d'être rare, ainsi que le prétendent les auteurs, est pour ainsi dire constante chez la femme atteinte de blennorrhagie aiguë ou chronique. Je ne puis oublier, en effet, qu'elle n'a jamais fait défaut dans le nombre si considérable d'observations recueillies depuis sept ans par mes élèves.

La solution de ce problème, si toutefois elle est possible, relève donc de considérations pathogéniques plus élevées. Je m'efforcerai de le démontrer alors que j'étudierai les diverses opinions des auteurs, relativement à la pathogénie des accidents dits rhumatismaux blennorrhagiques. Pour l'instant, il me suffit, avant d'étudier leur évolution, leur modalité clinique, d'avoir appelé votre attention sur leur rareté extrême chez la femme.

Ces réserves établies, à quelle période de la blennorrhagie surviennent les accidents dits blennorrhagiques et notamment l'arthrite?

L'arthrite survient à n'importe quelle époque de l'évolution blennorrhagique, aussi bien au début que 5, 6, 8, 15 jours après et même plus. A cet égard, quoi qu'on en ait dit, rien de fixe. On a de même prétendu que souvent, dès son apparition, l'écoulement blennorrhagique diminuait et cessait complètement. A. Fournier a fait justice de cette idée et de ces errements pathologiques. Non, l'écoulement ne cesse pas; il persiste avec l'accident articulaire, et cela parce que la blennorrhagie n'est pas activement traitée.

Caractères cliniques de l'arthrite dite blennorrhagique. — Le rhumatisme blennorrhagique, d'après les auteurs et notamment d'après A. Fournier, affecte surtout les membranes synoviales, les séreuses tendineuses, les bourses synoviales, les muscles, les nerfs, l'œil, et quelques-unes des grandes séreuses viscérales, la plèvre, l'endocarde, par exemple. Cette dernière membrane séreuse, ainsi que le prouvent les observations de Lorain, Lasègue, Desnos, Bouchard, Dérignac, etc., serait même assez souvent le siège d'altérations graves, de végétations, d'ulcérations notamment.

Le rhumatisme affecte toutes les articulations. Toutefois, d'après les travaux statistiques de Fournier, Rollet, Brandes, le rhumatisme siège le plus fréquemment sur l'articulation du genou; en outre les grandes articulations sont plus souvent atteintes que les petites; celles-ci, d'après Cullerier, sont affectées presque toujours consécutivement aux grandes, et non pas d'emblée; l'accident peut se limiter à une seule articulation, mais le plus souvent, il est poly-articulaire; et il coïncide fréquemment avec d'autres manifestations, développées sur les séreuses tendineuses, sur les synoviales sous-cutanées, sur les muscles, sur l'œil.

Quant à la modalité qui lui a été assignée par les auteurs, l'affection articulaire revêt des aspects divers. Tantôt elle consiste dans une hydarthrose violente, sans réaction locale, ni générale, à épanchement abondant et ayant de la tendance à la chronicité; tantôt elle se rapproche de la fluxion du rhumatisme articulaire franc avec le cortège des phénomènes fébriles, propres à cette affection; tantôt enfin, elle se révèle par une douleur articulaire, sans épanchement, sans lésions appréciables des jointures, sans réaction aucune. Le rhumatisme, dit blennorrhagique, se présente donc avec trois modalités cliniques qui, toutes, ont été décrites par A. Fournier.

Vous en trouverez la description à l'article BLENNOR-RHAGIE du nouveau *Dictionnaire de médecine et de chirurgie pratiques* (J. Baillière, Paris, 1866, t. V). Cette description est des plus complètes ; aussi me bornerai-je à la résumer.

Le rhumatisme blennorrhagique ne se généralise pas au même degré que le rhumatisme ordinaire. Il peut bien se porter sur deux, trois, quatre, six jointures même, mais jamais il ne sévit sur l'ensemble des articulations.

Ce rhumatisme est moins mobile que le rhumatisme vulgaire ; il se déplace moins facilement, il est plus fixe.

Il n'offre pas non plus ces délitescences subites ou rapides, ni cette espèce de transport intégral d'une jointure à une autre, qu'il est assez fréquent d'observer dans le rhumatisme vulgaire.

La résolution se fait plus difficilement ; elle est lente et progressive. L'hydarthrose chronique en est souvent la conséquence.

Les sueurs font souvent défaut, même lorsque le rhumatisme blennorrhagique est fébrile ; si par hasard elles surviennent, elles sont accidentelles et passagères. L'urine n'est pas modifiée.

Le sang n'offre jamais l'état couenneux si caractéristique du rhumatisme articulaire aigu, franc.

Les grandes séreuses ne sont que très exceptionnellement atteintes.

Quant aux lésions des autres séreuses, on observe assez fréquemment les synovites, par exemple celles de la gaine des muscles péroniers latéraux, des tibiaux, des extenseurs des doigts, du pouce, des orteils, de la gaine des radiaux. Elles se manifestent par une tuméfaction étendue en long, dans la direction des tendons, avec rougeur des téguments, douleur et troubles fonctionnels du côté des mouvements du membre. Peuvent aussi être atteintes les bourses séreuses, situées soit en arrière du tendon d'Achille, bourses rétro-calcanéennes, soit sur la tubérosité inférieure du calcanéum, bourse sous-calcanéenne. Swediaur a cité la fréquence de la douleur du talon chez les blennorrhagiques.

Les bourses séreuses pré-rotulienne, acromiale, trochantérienne, ischiatique et radiale sont prises quelquefois.

Les muscles, d'après Rollet, seraient peu atteints et rarement. A. Fournier, au contraire, les dit souvent affectés, principalement les masses sacro-lombaires, les muscles du dos, de l'avant-bras, du cou. Ces douleurs musculaires, dit-il, « coïncident avec des manifestations diverses du rhumatisme blennorrhagique ».

Les nerfs peuvent de même être affectés. A. Fournier a observé cinq cas de sciatique développée dans le cours de la blennorrhagie aiguë. « Dans deux cas, dit-il, la relation pathogénique avec l'affection-uréthrale ne semblait pas douteuse. » Plusieurs auteurs ont signalé des cas analogues.

Quant aux accidents oculaires qui se développent dans le cours du rhumatisme blennorrhagique, A. Fournier leur a donné le nom d'ophthalmie rhumatismale, afin de les différencier de l'affection virulente ou blennorrhagie oculo-palpébrable.

Cette affection consiste en une fluxion inflammatoire, bénigne, souvent mobile, se déplaçant d'un œil à l'autre, coïncidant souvent avec des gonflements articulaires ou avec quelques-unes des manifestations propres au rhumatisme blennorrhagique.

Suivant Ricord qui a donné, le premier, de cette affection une description complète, elle s'observerait plus fréquemment que la blennorrhagie oculaire.

Elle survient sans cause appréciable, si ce n'est pendant le cours d'une blennorrhagie uréthrale, condition *sine qua non* de son développement. A cette condition étiologique caractéristique, il faut, d'après A. Fournier, ajouter une prédisposition individuelle, inconnue dans sa nature, mais très appréciable dans ses effets. Ainsi elle se reproduit plusieurs fois chez le même sujet, et cela toutes les fois qu'il présente une blennorrhagie uréthrale. En outre, elle se montre plus communément chez l'homme que chez la femme.

Les caractères cliniques de cette affection sont assez variés de forme. Ainsi, tantôt on constate l'inflammation de la membrane de Descemet, tantôt celle de l'iris, tantôt celle de la conjonctive oculo-palpébrale.

La première ou aquo-capsulite se révèle par une injection légère ou moyenne de la conjonctive. La cornée est intacte, transparente, toutefois elle paraît un peu bombée en avant; la chambre antérieure a un aspect nuageux et comme enfumé par suite probablement des sécrétions morbides. Aussi la vue est légèrement confuse, les objets paraissent enveloppés d'un nuage; le malade éprouve une sensation de gêne, de plénitude, dans l'œil plutôt que des douleurs. L'iris reste sain ; la pupill e n'est pas déformée.

La deuxième variété ou iritis, se caractérise par les caractères connus de l'inflammation irienne simple, c'est-à-dire, rougeur de la conjonctive avec injection radiée péricornéale, ouverture pupillaire resserrée, irrégulière, inégale, déformée, paresse des mouvements de l'iris, modification de couleur de cette membrane, dépôts plastiques dans la chambre antérieure, d'où obscurcissement de la vue, photophobie, larmoiement, douleurs oculaires et péri-orbitaires, etc.

Quant à la troisième variété ou conjonctivite, décrite surtout par A. Fournier, elle se caractérise par une inflammation simple, c'est-à-dire par une injection de la conjonctive, une sécrétion peu abondante de mucus catarrhal qui se dépose dans le grand angle de l'œil et dans le cul-de-sac de la paupière inférieure, par un léger prurit oculaire. Le larmoiement n'existe pas ; la vision ne présente aucune altération.

L'évolution de l'ophthalmie rhumatismale est en général rapide. En peu de jours, elle atteint son maximum, puis reste stationnaire un certain temps et disparaît parfois rapidement, comme les affections rhumatismales.

Cette ophthalmie affecte plus souvent les deux yeux, contrairement à la contagieuse qui affecte le plus ordinairement un seul œil, le droit de préférence.

Telle est, Messieurs, la description clinique des accidents dits blennorrhagiques. Voyons maintenant la pathogénie qui en a été donnée par les auteurs et celle qui doit avoir notre préférence.

De tous temps les syphiligraphes, préoccupés de la
filiation à établir entre la blennorrhagie et les accidents
articulaires, ophthalmiques, dits blennorrhagiques, ont
étudié cette question. Aussi sommes-nous en présence
d'opinions et de théories très diverses. Ch. Ravel, en 1857,
en a fait un historique très complet, auquel je renvoie
ceux d'entre vous qui auraient le désir de faire une étude
approfondie du sujet. Trois théories principales ressortent de toutes ces études. Je les désignerai sous les noms
de théorie uréthrale, théorie de la coïncidence, théorie de
l'infection.

Première théorie. — Dès 1781, Selle et Swediaur
reconnurent presque en même temps la liaison de certaines arthropathies avec la blennorrhagie. Depuis, cette
relation fut confirmée par Ricord, Brandes, Foucart,
A. Fournier, etc., etc.

Pour ces auteurs, le rhumatisme blennorrhagique est
une affection spéciale, propre à la blennorrhagie; les
manifestations articulaires sont solidaires de l'écoulement uréthral. Ainsi que le dit A. Fournier « ce sont de
véritables arthropathies blennorrhagiques ».

Ces arthropathies récidivent souvent; elles se montrent toutes les fois que le sujet est affecté de
blennorrhagies successives. Ainsi que Hunter, Fournier
a observé quelques exemples de ces récidives. Avec les
auteurs qui ont admis cette liaison intime entre les
arthropathies et la blennorrhagie, il pense que les
lésions articulaires se développent par le fait de
l'uréthrite blennorrhagique. « Il faut, dit-il, tenir
grand compte de l'influence uréthrale qui joue un

grand rôle sur l'économie tout entière ». « Les irritations de l'urèthre, ajoute-t-il, sont susceptibles, d'éveiller des troubles généraux dans l'ensemble de l'organisme, et de provoquer des déterminations morbides vers certains systèmes, alors surtout que les individus y sont prédisposés par un état constitutionnel préexistant. C'est ainsi que nous voyons de simples cathétérismes, irritant le canal, produire des déterminations articulaires. Si, chez la femme, ces accidents se montrent si rarement, c'est par suite de la rareté de l'uréthrite blennorrhagique ».

D'après cette opinion, le rhumatisme dit blennorrhagique est donc un accident uréthral, puisque son développement est adéquat à l'irritation uréthrale. Cette théorie mérite bien le nom *théorie uréthrale*.

Deuxième théorie. — La deuxième théorie, celle de la coïncidence, est complètement opposée à la précédente. Les arthropathies sont considérées comme une pure coïncidence, comme étant le résultat d'un véritable rhumatisme, se développant en même temps que la blennorrhagie, sans qu'on puisse trouver la moindre relation entre ces deux affections.

Le développement de ces deux affections est simultané dans certains cas; la blennorrhagie paraît appeler l'arthropathie, la tenir sous sa dépendance, établir même une relation de cause à effet; mais il ne s'ensuit pas de là qu'on doive admettre une arthropathie spéciale, une arthropathie *sui generis*, une arthropathie blennorrhagique. Dans cette théorie, les deux affections, rhumatisme et blennorrhagie, restent indépendantes l'une de l'autre;

il y a coïncidence pure ; suivant les auteurs qui la sou-
tiennent, la blennorrhagie joue le même rôle que les
causes physiques, les causes morales, sur le développement du rhumatisme ; son rôle est celui de toute excitation provoquant les manifestations rhumatismales chez
les sujets arthritiques. La blennorrhagie, en un mot,
chez l'arthritique, peut être considérée comme une
cause occasionnelle, une cause déterminante des manifestations rhumatismales.

L'histoire des affections arthritiques présente à cet
égard de nombreux et concluants exemples. Je ne puis
y insister ; il me suffit de vous renvoyer à mon *Traité
clinique des affections utérines,* à mes *Leçons sur la
vaginite non blennorrhagique,* aux ouvrages spéciaux
sur les affections cutanées, aux travaux chirurgicaux du
professeur Verneuil, pour les développements donnés
par les auteurs à l'étude si intéressante des influences
pathogéniques, exercées par les simples irritations de la
peau, les causes morales, les chutes, les traumatismes,
etc., etc., sur la production des manifestations arthritiques, cutanées, viscérales, nerveuses et articulaires.

La théorie de la coïncidence a été défendue par
Thiry (de Bruxelles). Pour cet auteur, les arthrites qui se
développent pendant l'évolution blennorrhagique, cou-
doient cette affection, comme pourrait le faire toute autre
maladie intercurrente ; elles ne présentent ni dans leurs
symptômes, ni dans leur marche, ni dans le traitement,
rien qui puisse autoriser à en constituer une espèce
pathologique distincte.

Le professeur F. Guyon, dans ses *Leçons cliniques sur
les uréthrites blennorrhagiques chez l'homme,* partage

cette opinion. Pour ce professeur, les maladies diathésiques ou constitutionnelles exercent une grande influence sur l'évolution de la blennorrhagie et notamment sur la localisation de cette affection dans
l'urèthre postérieur ou portion membrano-prostatique.
Par contre, il montre l'influence blennorrhagique sur
les manifestations d'une maladie diathésique ou constitutionnelle. « C'est ainsi, dit-il, qu'on voit des individus en puissance de diathèse congénitale ou acquise,
confirmée ou larvée, chez lesquels celle-ci s'affirme à
l'occasion de la blennorrhagie ; qu'ils soient rhumatisants, tuberculeux ou scrofuleux, ou simplement lymphatiques, ils verront fréquemment leur urèthre postérieur
envahi presque d'emblée. » Pour F. Guyon, le médecin, en présence d'un individu atteint d'une blennorrhagie, doit se préoccuper de deux choses : reconnaître,
premièrement, l'influence que la blennorrhagie exerce
sur une maladie constitutionnelle ou diathésique, s'étant
manifestée antérieurement ou restant en suspens, à
l'état larvé ; deuxièmement, l'influence que cette maladie
constitutionnelle exerce sur l'urèthrite blennorrhagique.
« La chaudepisse, dit-il, est souvent la *pierre de touche*
d'une manifestation constitutionnelle. Elle ne crée pas
le rhumatisme ; elle ne produit pas la tuberculose ; mais
elle est apte à les mettre en lumière ; elle favorise leur
évolution ou même leur éclosion ; car souvent elle
en est la porte d'entrée. La blennorrhagie hâte l'apparition des manifestations diathésiques, favorise leur évolution, de même que la diathèse favorise la propagation
de la blennorrhagie. »

Cet auteur rejette l'influence uréthrale sur le développement des arthropathies blennorrhagiques, parce que, dit-il, la pathogénie, invoquée par A. Fournier, repose sur une erreur d'interprétation, alors qu'il compare ces accidents à ceux qui surviennent à la suite d'une irritation du canal produite par le cathétérisme. « Ces manifestations articulaires, dit F. Guyon, ne sont pas rhumatismales ; elles résultent de l'empoisonnement urineux ; et la preuve, c'est le grand nombre de malades, soumis à la dilatation de l'urèthre, sans manifestations articulaires. »

A son tour, le professeur Panas nie que l'iritis séreuse, ophthalmie blennorrhagique métastatique de Ricord et Himly, soit d'origine purement blennorrhagique. Suivant lui cette affection est avant tout d'origine rhumatismale. Lorsqu'elle se développe pendant l'évolution blennorrhagique, pendant celle des accidents arthropathiques, il faut admettre que le terrain est rhumatisant, « la chaudepisse, dit-il, est entée sur un terrain rhumatisant ».

Pour cet auteur, comme pour ceux qui admettent la théorie de la coïncidence, les malades blennorrhagiques, atteints d'accidents articulaires ou oculaires, sont rhumatisants ou en puissance de rhumatisme. La blennorrhagie est l'occasion qui fait éclore les phénomènes oculaires qui révèlent la diathèse arthritique. Il a vu souvent la manifestation rhumatismale se produire au moment où les malades contractaient la blennorrhagie. Ainsi que les médecins et chirurgiens de l'hôpital de Lourcine, il n'a jamais constaté cette affection chez la femme. Chez l'homme il l'a vu à plusieurs reprises. Il attribue cettte différence à une cause purement anatomique, l'irritation du col de la vessie, plus facile à se pro-

duire chez l'homme que chez la femme, pendant l'évolution blennorrhagique. Aussi est-ce à une période tardive
de la blennorrhagie, trois semaines ou un mois après le
début de cette affection, alors qu'elle s'est étendue
à l'urèthre postérieur, que les accidents oculaires surviennent.

La conclusion du travail de Panas est donc à peu près
celle de F. Guyon. « C'est seulement, dit-il, chez les rhumatisants avérés ou latents, qu'on observe les accidents
oculaires de la blennorrhagie. De même qu'une irritation
mécanique banale du canal et du col de la vessie, qu'un
simple cathétérisme peuvent être le point de départ d'une
hydarthrose du genou, chez les individus prédisposés ;
de même la blennorrhagie, comme l'action du froid ou
des causes mécaniques, sera le point de départ, l'occasion d'accidents rhumatismaux de l'œil, lorsque le col de
la vessie aura été atteint. »

Théorie de l'infection. — Entre ces deux théories si
opposées l'une à l'autre se place la théorie de l'infection.
A. Guérin l'a ébauchée, ai-je dit, alors qu'il regarde l'arthrite et l'ophthalmie blennorrhagiques comme la manifestation d'une infection constitutionnelle *sui generis*.
« Si on étudie, dit-il, l'évolution de la blennorrhagie, on
peut y trouver la raison de sa localisation et de ses manifestations constitutionnelles.... Lorsque la blennorrhagie se développe après le coït, on n'observerait pas ces
accidents qui ne se montreraient que lorsque cette affection a été précédée d'une incubation assez longue. »
A. Guérin est donc disposé à croire qu'une incubation
est nécessaire pour le développement des manifestations

arthritiques et oculaires. Pour lui ces manifestations seraient constitutionnelles, mais essentiellement distinctes de ce que l'on observe dans la syphilis.

Lorain et Lasègue admettent l'infection ; mais pour eux la pathogénie des accidents relève de l'infection purulente du sang. En effet, ils attribuent les arthropathies blennorrhagiques à une pyohémie lente, à une infection du sang par les produits purulents, résorbés à la surface de la muqueuse uréthrale enflammée. Pour ces auteurs, les manifestations articulaires ne doivent pas être considérées comme de véritables arthrites rhumatismales, mais bien, comme des pseudo-rhumatismes infectieux, rentrant ainsi dans la classe si nombreuse des arthropathies des maladies infectieuses.

Paget a montré de même les rapports qui paraissent exister entre la pyohémie chronique, lente, et le rhumatisme dit blennorrhagique. Weiss (Thèse de doctorat, Nancy) émet la même opinion.

La théorie de l'infection gagne du terrain tous les jours. Les arthropathies infectieuses sont mieux connues, les causes qui les produisent sont mieux appréciées. Bien des faits considérés, il y a quelques années, comme des arthrites rhumatismales suppurées, comme un véritable rhumatisme, alors que celui-ci ne suppure jamais, doivent être regardés comme des pseudo-rhumatismes infectieux. C'est ainsi que les manifestations articulaires qui surviennent pendant l'évolution des maladies infectieuses, telles que la pyohémie, la septicémie, le charbon bactéridien, la morve aiguë, le farcin, ne sont nullement considérées comme de véritables arthrites rhumatismales, mais bien comme des arthropathies secondaires de nature infectieuse. Il en est de même des manifestations articulaires aiguës ou subaiguës qui se montrent pendant l'évolution de la scarlatine, de la variole, de l'érysipèle, de l'état puerpéral, de la dysenterie, de la fièvre typhoïde. Ces manifestations qui ont pourtant des analogies frappantes avec le vrai rhumatisme, doivent être considérées comme des pseudo-rhumatismes infectieux. Cette interprétation convient également aux accidents articulaires, survenant dans toute maladie infectieuse dont le cadre, aujourd'hui, est très agrandi, par suite des travaux des pathologistes modernes, surtout du professeur Bouchard et de ses élèves. Ces travaux montrent, en effet, que l'agent infectieux de toute maladie virulente peut exercer une action excitante sur les séreuses, tout comme sur les autres tissus lamineux, fibreux, osseux, etc., etc. Les altérations cardiaques, de l'endocardite végétante surtout, coïncidant avec ces manifestations articulaires, montrent que telle est bien l'action de l'agent infectieux.

Appliquant ces données cliniques à la blennorrhagie, les auteurs ont dès lors attribué la même pathogénie aux accidents articulaires et les ont considérés comme des pseudo-rhumatismes infectieux. Ils étaient d'autant plus porté à admettre cette pathogénie que les altérations cardiaques et pleurales ne font pas plus défaut dans la blennorrhagie que dans les autres maladies infectieuses. Les observations d'accidents cardiaques survenus pendant l'évolution blennorrhagique ne peuvent, en effet, être contestées. Nous les devons à Desnos, Brandes, Lehmann, Lorain, Hervieux, Marty, Morel.

Dérignac, à propos de faits semblables, observés

pendant son internat, adopte de même cette opinion. Il considère les complications articulaires et cardiaques, survenues chez les blennorrhagiques indemnes jusqu'ici, aussi bien que leur parent, de toute manifestation rhumatismale, comme étant de même nature que celles qui surviennent pendant l'évolution des maladies septiques ; aussi les décrit-il sous le nom de pseudo-rhumatismes infectieux. Mon collègue Barth, dans un excellent article critique de cette question, soutient la même opinion. Il n'admet pas la coïncidence ; car, dit-il, le rhumatisme serait alors treize fois plus fréquent dans les blennorrhagies que dans les autres maladies. Il n'admet pas non plus que l'uréthrite ait la propriété d'éveiller l'état rhumatismal, chez les sujets prédisposés ; car, suivant lui, les rhumatisants d'habitude sont rarement repris à l'occasion d'une blennorrhagie.

Les éruptions scarlatiniformes, les pseudo-scarlatines, chez les individus blennorrhagiques n'ayant subi aucun traitement par les balsamiques, viennent encore à l'appui de la théorie pathogénique de l'infection. Landouzy et Ballet ont publié des observations qui font ressortir leur analogie avec les fausses scarlatines, avec les éruptions scarlatiniformes du puerpérisme infectieux et même du véritable rhumatisme que Bouchard, Hueter, Fleishauer et Klebs, ont la tendance de considérer, du reste, comme une maladie infectieuse de l'organisme. Klebs, en effet, a décrit le parasite du rhumatisme, la monade rhumatismale.

R. Mesnet a de même étudié cette question dans sa thèse inaugurale sur les érythèmes blennorrhagiques. Il pense que la plupart des érythèmes, survenant chez des

blennorrhagiques, sont des éruptions provoquées non
pas, comme on le croit généralement, par les agents médicamenteux, mais bien par la blennorrhagie, maladie,
suivant lui, souvent infectieuse, et qui par cela même,
comme la rougeole, la variole, le choléra, la fièvre
puerpérale, maladies infectieuses par excellence, s'accompagne de manifestations cutanées. Mon ancien interne,
de Molènes-Mahon (1), dans sa thèse sur l'érythème
polymorphe, soutient la même opinion et pense que les
lésions des organes génitaux-urinaires paraissent avoir
une influence prédisposante sur le dévelopqement des
erythèmes blennorrhagiques.

A côté de cette théorie, il en est une autre qui, à vrai
dire, est plutôt l'explication de la pathogénie uréthrale
qu'une quatrième théorie; c'est celle du professeur
Trolard (d'Alger). Cet auteur, considérant le rhumatisme comme d'origine médullaire, pense que le rhumatisme blennorrhagique pourrait être considéré
comme déterminé par un acte réflexe qui, partant de
l'urèthre enflammé, agit sur le renflement lombaire.

Cette théoric n'est autre que celle émise, en 1869, par
Kœbner, reprise et défendue en 1878, par G. Lewin et
adoptée depuis par Uffelmann, Lipp, Pick, Behrend,
etc, etc. En effet, ainsi que le dit P. de Molènes-Mahon,
G. Lewin s'exprime ainsi : « certains organes ont vis-
à-vis des réflexes vaso-moteurs une très grande récepti-

'(1) Pendant l'impression de ces leçons, la thèse de mon ancien et
excellent interne, Paul de Molènes-Mahon, sur l'érythème polymorphe,
m'a permis de signaler la plupart des travaux des auteurs qui se sont oc-
cupés de cette question.   **L. M.**

vité, et particulièrement le système uro-génital. En première ligne je dois placer l'urèthre. On sait que la moindre irritation mécanique de l'urèthre, le cathétérisme par exemple, peut provoquer de nombreuses manifestations réflexes. Les réflexes sensibles se transmettent par des anastomoses du nerf génito-crural et produisent des hyperesthésies et des névralgies dans les parties innervées par ce nerf. Les réflexes moteurs se traduisent par le spasme du muscle ischio-caverneux et du sphincter de la vessie. Les réflexes vaso-moteurs consistent en rougeur et pâleur du visage et menace de syncope. C'est à ces réflexes vaso-moteurs que j'attribue les exsudations qu'on observe souvent dans les genoux; on sait, en effet, qu'on a constaté des hydropisies articulaires après le cathétérisme prolongé.

« L'influence toxique blennorrhagique purulente provoque une irritation vive de la muqueuse uréthrale et consécutivement des effets analogues, principalement des arthropathies, des éruptions. »

Tels sont, Messieurs, les principales théories pathogéniques des accidents articulaires et oculaires blennorrhagiques, émises par les auteurs. Quelles conclusions devons-nous tirer de cet exposé? Pour qu'elles soient nettes et aussi précises que possible, il est bon de suivre pas à pas les renseignements fournis par la clinique et par l'observation attentive des malades.

Chez l'homme, puisque chez la femme ces accidents, ai-je dit, sont tellement rares qu'on est porté à en nier l'existence, les manifestations articulaires et oculaires, survenant pendant l'évolution blennorrhagique, sont évidemment de deux ordres. On ne peut pas plus nier l'existence d'un rhumatisme articulaire aigu, vrai, coïncidant avec la blennorrhagie, qu'on ne peut nier la manifestation d'une arthrite dite blennorrhagique. Les deux arthropathies s'observent également chez le blennorrhagique.

Tous les auteurs, en effet, ont rapporté des cas où ils ont constaté un rhumatisme articulaire aigu, vrai, avec toutes ses conséquences viscérales, survenu pendant l'évolution blennorrhagique et même à l'occasion de la blennorrhagie, attestant, dans ce dernier cas, que cette affection joue réellement, chez l'arthritique, le rôle de cause occasionnelle, de cause déterminante.

Pour ma part j'ai soigné des malades blennorrhagiques et rhumatisants dont l'observation ne laisse aucun doute sur la coïncidence de ces deux affections. J'ai vu chez ces malades, arthritiques d'origine, ayant eu, pendant leur enfance, plusieurs attaques de rhumatisme articulaire aigu avec complications cardiaques intenses, survenir, dès le début de la blennorrhagie, une polyarthrite rhumatismale aiguë des plus violentes.

Dans ces faits le rhumatisme apparaît à l'occasion de la blennorrhagie; mais il n'en pas toujours ainsi. Il est certains cas, au contraire, où la blennorrhagie, à l'état latent pendant plusieurs mois, paraissant même complètement guérie, se réveille par suite du développement d'un rhumatisme articulaire aigu, et elle est parfois tellement intense que le malade admet volontiers que la chaudepisse est de date récente, qu'il vient de la contracter à nouveau, après un coït qu'il fait remonter à deux à trois jours. Le médecin doit être prévenu de ces faits, afin qu'il ne commette pas une erreur qui serait à tous égards des plus regrettables.

Tous les auteurs ont signalé des cas semblables; ils sont assez communs; j'en ai observé plusieurs. Chez ces malades, ayant eu à diverses reprises des manifestations articulaires et cardiaques, et ayant dans l'intervalle contracté une blennorrhagie, j'ai constaté, pendant une nouvelle attaque de rhumatisme articulaire aigu, trois à quatre jours après son début, l'apparition d'un écoulement blennorrhagique assez abondant, dont les malades se croyaient débarrassés depuis plusieurs mois. Chez eux, la blennorrhagie était localisée dans l'urèthre postérieur; ous l'influence du coup de fouet, donné par l'affection virulente, l'affection rhumatismale se réveillait et s'accusait par un écoulement très apparent.

La clinique démontre donc la coïncidence d'un rhumatisme articulaire vrai avec l'affection blennorrhagique. A cet égard, il n'est pas possible de nier cette théorie soutenue par d'éminents auteurs. Aussi doit-elle être acceptée. Mais, tout en l'acceptant, il est évident qu'elle n'englobe pas tous les faits et qu'il en est quelques-uns qui échappent à cette conception par leur modalité clinique, leur évolution.

On ne saurait nier, en effet, que, chez le blennorrhagique, plus souvent chez l'homme que chez la femme, il ne survienne, à un moment donné, une arthrite, parfois une poly-arthrite, ayant une évolution spéciale, une modalité anatomique et clinique, assez caractéristique pour permettre d'en faire le diagnostic pathogénique et même le diagnostic nosologique. On ne saurait nier non plus que cette arthropathie s'accompagne parfois de complications viscérales assez graves, telle que l'endocardite, la pleurésie, la péritonite, la péricardite, et qu'elle présente, en même temps que celles-ci ou en dehors d'elles, des éruptions cutanées, des érythèmes décrits, surtout, dans ces dernières années. Tous les auteurs ont rapporté des cas d'arthropathies blennorrhagiques, et au Congrès des sciences médicales, tenu en 1884 à Copenhague[1], Haslund, l'éminent président de la section de syphiligraphie et de dermatologie, a fait à ce sujet une communication des plus intéressantes. Il a montré notamment que, dans toutes ses recherches ainsi que dans celles de son collègue, le professeur Studsgaard, le liquide articulaire dans le rhumatisme blennorrhagique est toujours purulent ou près de le devenir. Au contraire, dans les hydarthroses traumatiques, le liquide est hémorrhagique, et, dans les hydarthroses rhumatismales, il est synovial, séreux, jaunâtre, parfaitement limpide, l'affection eût-elle duré longtemps. Ces caractères, ajoute le professeur Haslund, sont assez constants pour avoir, dans certains cas douteux, servi à faire le diagnostic différentiel de la nature des épanchements articulaires.

Si l'existence de l'arthropathie blennorrhagique ne peut être mise en doute, si elle ne fait l'objet d'aucun litige, du moins chez l'homme, il n'en est pas de même alors qu'il s'agit de rechercher la pathogénie de cette

---

(1) Cette communication du professeur Haslund a été ajoutée à ces *Leçons* pendant leur impression. L. M.

affection, de donner sur son évolution des renseignements précis et indiscutables. Vous connaissez par
l'analyse des théories que j'ai passées en revue, l'opinion
des divers auteurs, et vous savez que les uns admettent
une arthropathie blennorrhagique *sui generis*, tandis
que les autres ne reconnaissent qu'un pseudo-rhuma-
tisme infectieux.

De ces deux théories laquelle admettre?

La pathogénie de l'infection me paraît devoir être pré-
férée à la première. Je l'accepte pleinement, quoiqu'il
ne m'ait été donné d'observer qu'un seul cas de pseudo-
rhumatisme blennorrhagique, mais je ne puis oublier
que ces arthropathies se montrent assez souvent chez
l'homme, et surtout qu'elles ont été observées par des
cliniciens d'une grande valeur.

J'admets d'autant mieux la théorie de l'infection
qu'elle trouve aujourd'hui une base solide dans la découverte du gonococcus blennorrhagique. Comment, en
effet, ne pas admettre que les complications cardiaques,
que les complications des séreuses articulaires et tendineuses, que les affections cutanées, observées chez le
blennorrhagique, ne résultent pas de l'infection, alors
que nous voyons, en 1882, Leistikow constater la présence du gonococcus dans le liquide d'une arthrite
blennorrhagique; en 1883, Petrone faire la même constatation dans le sang et dans le liquide purulent de
deux arthrites blennorrhagiques; en 1884, Kammerer
trouver de même l'agent infectieux de la blennorrhagie
dans le liquide de deux cas d'arthrite blennorrhagique?
A ce sujet, je vous ferai remarquer que, d'après cet

auteur, les recherches doivent toujours être faites dans les deux à trois premiers jours du début de l'arthropathie; plus tard, l'agent infectieux disparaît. Les nombreux résultats négatifs des auteurs n'auraient pas d'autres explications.

Cette théorie de l'infection, je le sais, présente encore aujourd'hui quelques défectuosités; les desiderata en sont nombreux; aussi est-elle passible de nombreuses objections, et il n'est pas étonnant qu'elle ne soit pas acceptée par tous les cliniciens. Mais, je le répéte, les travaux de Leistikow, de Petrone, de Kammerer, doivent être pris en séreuse considération; ceux de Bouchard, de Derignac, de P. Mesnet, ne doivent pas non plus être négligés. Aussi, je ne doute pas que l'agent infectieux de la blennorrhagie, que le gonococcus étant mieux connu, et recherché, dans tous les cas observés, avec plus de soin et de précision dans le sang, dans les liquides pathologiques des articulations, des gaines tendineuses, la théorie infectieuse des accidents blennorrhagiques ne soit bientôt établie sur des bases solides et admise par les syphiligraphes et les pathologistes. Du reste en admettant même que cette constatation ne donne aucun résultat, il est évident que, par analogie avec les pseudo-rhumatismes et les exanthèmes cutanés des maladies infectieuses et virulentes, la théorie de l'infection doit être acceptée de préférence à celle qui consiste à faire des arthropathies blennorrhagiques une affection spéciale, une affection *sui generis*.

En résumé, Messieurs, les arthropathies, les complications viscérales, cardiaques, pleurales, péritonéales,

survenant pendant l'évolution de la blennorrhagie, sont
de deux ordres : tantôt elles relèvent du rhumatisme
articulaire vrai, il y a simple coïncidence; tantôt elles
sont intimement liées à l'affection virulente, elles constituent un accident d'ordre infectieux.

J'ai tenu à mettre sous vos yeux toutes les pièces du
procès, plaidé tour à tour par les cliniciens les plus
experts. A vous de juger en dernier ressort, en vous
appliquant à observer consciencieusement vos malades,
en ne négligeant aucunes recherches pouvant vous
donner une solution claire, nette et précise. Quoi qu'il
advienne de votre jugement, quelle que soit la théorie
pathogénique que vous adoptiez, sachez toutefois qu'il
est un point obscur dans cette question, c'est l'absence
de ces accidents chez la femme, ou du moins leur rareté telle que, dans une longue pratique et dans une
observation portant sur des milliers de cas, le médecin
spécialiste peut ne jamais les observer. Aussi, est-il à
craindre que la meilleure théorie pathogénique soit
toujours en défaut devant ce problème : pourquoi les
accidents articulaires, viscéraux, cutanés et oculaires,
dits blennorrhagiques, existent-ils chez l'homme et
sont-ils si rares chez la femme, alors que l'affection
virulente est la même; qu'elle occupe l'urèthre chez
l'homme et chez la femme; alors surtout que, chez
celle-ci, elle est plus étendue, puisqu'elle atteint un
plus grand nombre d'organes : la vulve, l'urèthre, le
vagin, l'utérus, les glandes vulvaires, uréthrales et
même utérines; alors que, chez la femme, le gonococcus blennorrhagique est plus disséminé, plus apte par

conséquent à envahir les vaisseaux sanguins et lymphatiques et à infecter le sang?

Je ne doute pas qu'un jour nous ne trouvions le
pourquoi de cette différence. Mais, aujourd'hui, quoique
la théorie de l'infection donne une meilleure appréciation des faits observés et que, pour ma part, je soie
disposé à lui donner la priorité sur toutes les autres,
je ne puis toutefois m'empêcher de vous faire remarquer qu'elle ne résout pas d'une manière satisfaisante le
problème posé entre la fréquence des accidents dits
blennorrhagiques chez l'homme et leur rareté chez la
femme. Du reste la théorie uréthrale, avec ou sans l'action réflexe, admise par G. Lewin, ne donne pas non
plus une solution satisfaisante.

ONZIÈME LEÇON

Le diagnostic de la blennorrhagie chez la femme,
comporte la solution de plusieurs questions, dont les
plus importantes sont : reconnaître cette affection
virulente, le siège qu'elle occupe, les complications qui
en sont la conséquence, son état aigu ou chronique.
Il en est une toute aussi importante à résoudre et qui,
malheureusement, est trop souvent négligée, je veux
parler de celle qui a trait au terrain sur lequel l'affection virulente s'est développée. La solution de toutes
ces questions importe au pronostic et au traitement de
la maladie virulente, ainsi qu'à l'hygiène publique ou

privée; le médecin doit s'appliquer à les résoudre d'une manière nette et précise.

Les lésions inflammatoires, les signes physiques, les symptômes fonctionnels, résultant de l'inflammation de la muqueuse des organes génito-urinaires sout exactement les mêmes, qu'il s'agisse d'une blennorrhagie, d'un traumatisme des organes génito-sexuels, d'une manifestation d'une maladie constitutionnelle sur la muqueuse de ces organes. Aussi, à ne tenir compte que des phénomènes morbides, est-il très difficile de différencier une vulvite, une uréthrite, une bartholinite, une folliculite, une vaginite et une métrite spontanée, traumatique ou constitutionnelle, d'une vulvite, d'une uréthrite, d'une bartholinite, d'une folliculite, d'une vaginite, d'une métrite blennorrhagiques. La clinique, heureusement, fournit quelques données qui permettent au médecin de faire sûrement ce diagnostic, en se basant surtout sur l'évolution de l'affection, sur les examens physiques et microscopiques des liquides sécrétés, sur la constatation du gonococcus blennorrhagique.

Les études de A. Neisser, Bouchard, Cornil, celles que j'ai entreprises avec le Dr Goguel sur la recherche du gonococcus dans les follicules vulvaires, péri-uréthraux et utérins, simplifient le diagnostic de la blennorrhagie. Aujourd'hui, le médecin n'est plus hésitant, comme naguère, sur la nature des affections vulvo-uréthrales, vagino-utérines, soumises à son observation; le médecin légiste, dans ses expertises sur les attentats à la pudeur, sur le viol et la sodomie, peut répondre en toute sécurité aux questions qui lui sont soumises.

Ayant insisté longuement sur les lésions anatomiques,
sur les signes physiques de la blennorrhagie, je passerai
rapidement sur le diagnostic anatomique, ne désirant
appeler votre attention que sur quelques points essentiels
qui ne sont pas sans présenter quelques difficultés au
point de vue du diagnostic.

A cet égard, la blennorrhagie vulvo-uréthrale doit
nous arrêter quelques instants. Elle est, en effet, parfois
difficile à reconnaître chez la petite fille. La vulvite,
ainsi que je l'ai dit dans mes leçons sur cette affection,
est tantôt spontanée, constitutionnelle ou diathésique;
tantôt traumatique, dans la manuélisation, dans les
attentats à la pudeur où elle se développe sous l'influence soit de simples frottements, soit d'une action
plus violente, le viol, dans l'irritation produite par les
oxyures; tantôt, enfin, virulente résultant du contage
de l'agent blennorrhagique. En présence de causes multiples productrices de la vulvite, vous comprenez de
suite l'importance pour le médecin de faire le diagnostic
pathogénique, surtout dans les expertises médico-légales, où il est nécessaire de savoir si l'inculpé est
véritablement l'auteur de l'acte incriminé.

Chez l'enfant, quelle que soit l'origine de l'inflammation vulvaire, vous observez les mêmes phénomènes
morbides. La muqueuse est d'un rouge plus ou moins
vif; elle est plus ou moins desquamée; elle est recouverte d'un écoulement purulent plus ou moins abondant, jaune, jaune verdâtre. La peau environnante est
rouge, enflammée, douloureuse. La vulve est tuméfiée,

augmentée de volume, La pression de l'orifice du vagin
fait sourdre parfois un écoulement purulent.

Les follicules vulvaires peuvent être saillants, rouges
enflammés.

Chez la jeune fille de dix à seize ans et chez la femme
adulte, la vulvite, sous les mêmes influences pathogéniques, présente le même cortège symptomatique.

Quels sont donc les caractères cliniques qui permettent de reconnaître la véritable origine de l'inflammation vulvaire?

Il est, Messieurs, une lésion qui a une grande valeur
pour établir le diagnostic pathogénique : c'est l'existence
ou l'absence de l'uréthrite pendant l'évolution de la
vulvite.

D'une manière générale, en effet, on peut dire que
l'uréthrite spontanée ou traumatique n'existe pas chez la
femme. Mais si, pendant le cours de l'inflammation vulvaire, l'inflammation uréthrale survient, on peut affirmer
que la vulvite et par suite l'uréthrite sont de nature
blennorrhagique. Ricord, Cullerier, Rollet, A. Tardieu,
A. Guérin, etc., etc., ont fait prévaloir, avec toute leur
autorité scientifique, cette vérité. Moi-même j'ai soutenu
cette opinion dans mes *Leçons sur la vulvite et la vaginite non blennorrhagiques*. Avec les auteurs précédents,
j'ai établi que si, dans une inflammation de la vulve, il
existe une uréthrite, on peut affirmer la nature contagieuse de l'inflammation vulvo-uréthrale.

Dans l'immense majorité des cas, cette proposition
reste vraie. Depuis que je dirige un service dans cet

hopital, je n'avais jamais constaté une exception à cette règle. Ce n'est que ces jours derniers qu'il m'a été donné d'observer un cas d'uréthrite traumatique chez la femme. Il s'agit d'une jeune femme, âgée de vingt-six ans, entrée dans la salle Natalis Guillot, pour une vulvo-uréthrite traumatique, résultant d'une masturbation avec un morceau de bois. Plusieurs d'entre vous ont pu étudier cette affection en tout semblable à la vulvo-uré-thrite virulente, par ses lésions, ses signes physiques et fonctionnels. A ce point de vue donc le diagnostic patho-génique était des plus difficiles. La recherche seule du micro-organisme blennorrhagique, en me dévoilant son absence, m'a permis d'établir le diagnostic de cette affection vulvo-uréthrale, et de confirmer ainsi les affir-mations de la malade qui, du reste, étaient des plus nettes, des plus positives.

Chez l'enfant, d'après les recherches de Brouardel, l'uréthrite traumatique existerait quelquefois, en même temps que la vulvite, comme conséquence d'un attentat à la pudeur, d'une tentative criminelle, le viol (*Mémoires de la Société de médecine légale*, J.-B. Baillière, 1884); aussi, d'après ce professeur, ne faudrait-il pas conclure trop hâtivement, à la nature contagieuse de l'inflammation vulvo-uréthrale. Casper et Liman ont de même vu l'uré-thrite succéder à des traumatismes vulvaires.

De tous ces faits il résulte donc que l'uréthrite peut accompagner une vulvite non blennorrhagique. Mais ces cas, je le répète, sont exceptionnels. La présence de l'uréthrite permet le plus ordinairement de différencier la vulvite blennorrhagique de la vulvite traumatique.

En cas de doute, du reste, l'évolution de l'affection et

surtout la recherche du gonococcus font cesser toute hésitation. En effet, l'évolution de la vulvite traumatique est
rapide. Dès le début, l'inflammation vulvaire est intense ;
en trois ou quatre jours, elle atteint son summum
d'intensité, puis elle décroît rapidement sous l'influence de la médication par les émollients. En huit à
dix jours, l'affection vulvaire est guérie. Il en est de
même de l'uréthrite traumatique.

Dans la blennorrhagie aiguë, au contraire, l'inflammation vulvaire survient trente-six, quarante-huit heures,
après le contage ; elle se développe peu à peu ; elle arrive
à son summum d'intensité vers le huitième ou neuvième
jour, puis décroît suivant la thérapeutique employée.
En général, avec la nouvelle médication en usage dans
mon service, elle est guérie vers le vingtième jour.

L'évolution est donc différente dans les deux cas ; toutefois, il ne faudrait pas généraliser, ainsi que l'ont fait
plusieurs auteurs, car il est des cas où l'évolution n'est
pas aussi rapide dans la vulvite traumatique. Ainsi
Brouardel signale un cas où les attouchements ayant
été peu violents, la douleur du début, la douleur de la
contusion, s'éteignit rapidement ; elle ne reparut que
le troisième ou quatrième jour, provoquée par le développement de l'inflammation qui était complètement
guérie vers le dix-huitième jour. Ce fait peut s'observer
chez l'enfant ; mais, d'après mes observations, je n'ai
constaté rien de semblable chez l'adulte, où toujours
l'inflammation a suivi de près la contusion.

Du reste, ces faits qui, en clinique, avaient autrefois une
grande valeur, perdent aujourd'hui de leur intérêt par
suite de la découverte du gonococcus qui, je l'ai dit, ne

fait jamais défaut dans l'affection blennorrhagique. Vous ne devrez donc jamais négliger cette recherche, surtout dans les expertises médico-légales que vous serez appelés à faire, alors même que vous n'auriez aucune hésitation sur la nature de l'affection vulvo-uréthrale, soumise à votre examen.

Cette recherche a permis au professeur Bouchard de révéler, chez l'homme, la nature de certains écoulements uréthraux pouvant donner lieu à une erreur de diagnostic.

Voici comment il s'exprime dans la note qu'il m'a remise :

« A l'hôpital d'Alger, chez un malade (service du D⁏ Gémy) qui avait un écoulement uréthral modéré avec induration de la fosse naviculaire et éruption de roséole, et chez lequel on soupçonnait un chancre induré du canal, j'ai reconnu, par suite de la présence du gonococcus dans le liquide purulent, que l'écoulement était de nature blennorrhagique, sans trancher, pour cela, la question d'existence ou de non-existence d'un chancre ajouté à l'uréthrite.

» Chez un autre malade, un calcul uréthral, qu'on avait vainement tenté d'extraire, provoquait un écoulement purulent. Dans ce pus, j'ai reconnu les bactéries bacillaires d'une infection traumatique, produite sans doute par les instruments, mais j'ai reconnu aussi le microbe blennorrhagique, et de fait, l'homme était atteint antérieurement de blennorrhée virulente.

» Chez deux autres malades du même service, le mélange de bactéries bacillaires avec le micrococcus de Neisser dans du pus, qu'on me disait être du pus blennorrhagique, m'a permis d'affirmer un mélange d'humeurs morbides, et en effet, dans un cas, il y avait à la fois blennorrhagie et balano-posthite; dans l'autre, chancre mou caché sous le prépuce.

» Chez trois femmes du service du D' Rey, l'absence du micrococcus spécial m'a permis d'écarter l'idée de blennorrhagie dans un cas de catarrhe utérin, dans un cas de leucorrhée vaginale, dans un cas de sécrétion blanchâtre de l'urèthre qui paraissait être purulente, et qui, en réalité, n'était que de l'épithélium desquamé.

» Dans un cas d'ophthalmie purulente des nouveaunés du service du D' Vincent, j'ai pu, à l'aide du même caractère, affirmer la nature blennorrhagique de la maladie conjonctivale.

» Je crois donc que Bockhardt et avant lui Neisser ont affirmé avec raison la valeur diagnostique de cette recherche microscopique.

» Je n'ai pas besoin d'insister, pour faire comprendre l'importance que peut présenter, au point de vue médicolégal, cette détermination dans bien des cas de suppuration génitale chez la femme, d'inflammation conjonctivale chez l'enfant ou chez l'adulte. »

Le diagnostic de la bartholinite blennorrhagique ne présente aucune difficulté. Cette affection est toujours accompagnée d'uréthrite. Vous observez dans mon service de nombreux cas d'inflammation de la glande vulvovaginale, due au traumatisme, au coït, à des manœuvres illicites, à l'excitation menstruelle; dans tous ces cas, l'uréthrite fait défaut. Mais il n'en est plus de même si l'inflammation glandulaire est le fait de la blennorrhagie ; dans l'affection virulente l'uréthrite existe toujours. Là encore, la présence du gonococcus lèvera tous les doutes ; puisque, ainsi que je l'ai dit, le micro-organisme est constant dans la blennorrhagie de la glande de Bartholin.

Le diagnostic de la blennorrhagie vaginale présente quelques difficultés. En effet, que la vaginite soit spontanée, traumatique, constitutionnelle, diathésique, primitive, secondaire, consécutive ou de nature virulente, blennorrhagique, les phénomènes morbides, les lésions sont les mêmes : douleur, rougeur, écoulement séro-purulent, purulent, blanc, jaune, jaune verdâtre, granulations, érosions par macération de l'épithélium de la muqueuse. Dans cet ensemble symptomatique, il n'existe pas un seul caractère permettant d'établir un diagnostic différentiel, attendu que, ainsi que je l'ai établi, certaines lésions telles que les granulations, regardées comme appartenant à la vaginite virulente, se rencontrent dans les autres variétés de vaginite, notamment dans la vaginite constitutionnelle, surtout dans la vaginite scrofuleuse. De même l'étendue de l'inflammation, c'est-à-dire son extension à toute la muqueuse vaginale ou sa localisation à certaines régions du conduit vaginal, ne peut pas, dans de nombreux cas, servir à établir une différence entre les diverses origines de l'inflammation vaginale. En effet, s'il est vrai que l'inflammation simple, traumatique, constitutionnelle, occupe souvent toute l'étendue de la muqueuse vaginale ; que l'inflammation virulente soit localisée le plus ordinairement aux culs-de-sac vaginaux ; il n'est pas moins vrai aussi que, l'inflammation occupe tout le conduit vaginal dans de nombreux cas de blennorrhagie vaginale aiguë. Ce n'est qu'à la longue, à mesure qu'on s'éloigne du début, que l'affection tend à se localiser dans les culs-de-sac. Cette localisation permet alors de croire à l'existence de la blennorrhagie vaginale.

Mais il est un signe, ou plutôt une lésion qui, avant la recherche du gonococcus, permet toujours de reconnaître la vaginite blennorrhagique; je veux parler de l'uréthrite et de la folliculite péri-uréthrale. Dans tous les cas, je vous l'ai dit, où la blennorrhagie vaginale existait, j'ai constaté l'uréthrite ou la folliculite péri-uréthrale. Depuis sept ans, je n'ai pas constaté un seul fait contradictoire. La recherche du gonococcus est venue confirmer mon observation. En effet dans les cas de vaginite où l'uréthrite est absente, les recherches les plus minutieuses, les plus attentives, m'ont fait constater l'absence de l'agent spécifique de la blennorrhagie. Cette affirmation s'adresse aussi bien à la vaginite blennorrhagique chronique qu'à la vaginite blennorrhagique aiguë. Donc, sachez-le, contrairement à l'opinion des auteurs qui m'ont précédé dans cette étude, la blennorrhagie vaginale s'accompagne toujours de blennorrhagie uréthrale ou de folliculite péri-uréthrale. Ce fait, je le répète, est des plus caractéristiques pour le diagnostic. Aussi, devez-vous rechercher avec le plus grand soin la lésion uréthrale et la folliculite. J'ajoute, ces constatations ne doivent, dans aucun cas, vous faire négliger la recherche du gonococcus. Vous vous rappellerez seulement que ces microcoques, sphérobactéries (J. Dreschfeld) paraissent moins nombreux

dans le pus vaginal que dans le pus uréthral et folliculaire.

La blennorrhagie utérine, sous le rapport du diagnostic, présente de nombreuses difficultés. Si vous voulez
bien vous reporter à la description que j'en ai donnée, vous pourrez apprécier les nombreuses erreurs
qu'elle suscite, alors surtout qu'il s'agit de la blennorrhagie utérine chronique. A l'état aigu, la coloration
rouge vif, le boursouflement de la muqueuse du col,
faisant pour ainsi dire hernie à travers l'orifice élargi,
l'écoulement purulent jaune verdâtre qui en baigne les
lèvres, et qui en sort par la pression, constituent à la
rigueur des caractères assez nets, assez tranchés, pour
permettre de reconnaître cette affection et de la différencier de la métrite aiguë, simple, traumatique ou constitutionnelle. Ils sont même assez caractéristiques pour
établir ce diagnostic, alors que la blennorrhagie utérine
est primitive, Mais, je l'ai dit, ce début est assez rare,
cette affection est presque toujours secondaire, elle ne
se développe qu'alors que l'affection virulente existe
dans les autres parties des organes génito-urinaires, notamment dans le vagin. Aussi le diagnostic reste assez
longtemps indécis. Aujourd'hui la recherche du gonococcus blennorrhagique permet d'asseoir ce diagnostic
sur des bases plus précises. La constatation du micro-
organisme virulent dans le liquide leucorrhéique utérin
ou dans le pus contenu dans les follicules utérins permet de reconnaître sûrement la blennorrhagie utérine,
soit qu'elle soit primitive ou secondaire, aiguë ou chronique. Aussi ne faut-il jamais négliger de faire cette

recherche ; car, je le répète, elle seule permet de dissiper les incertitudes qui existent dans la science relàtivement à l'existence plus ou moins fréquente de cette affection virulente. Elle devra surtout être pratiquée dans la blennorrhagie utérine chronique, dont le diagnostic est des plus difficiles, attendu que rien dans ses symptômes, dans son évolution, ne la différencie de la métrite chronique, simple ou constitutionnelle; ttendu qu'il est presque constant de constater la simultanéité de la blennorrhagie vaginale urèthrale avec une métrite chronique qui, le plus ordinairement, n'a aucune relation avec l'affection virulente, car elle existe bien longtemps avant l'apparition de cette dernière, et elle n'affecte avec elle aucun rapport de causalité.

Quant au diagnostic des accidents, des complications survenant, soit sur la vulve, telles que la lymphangile, les fistules, soit dans les régions voisines, telles que l'adénite inguinale, l'adéno-phelgmon du ligament large, l'adéno-phlegmon péri-utérin, l'adéno-pelvi-péritonite, je n'insiste pas. Ces lésions sont tellement apparentes, leur symptomatologie est si connue, que leur diagnostic est des plus faciles.

Je n'insiste pas non plus sur le diagnostic de la blennorrhagie anale, de la blennorrhagie oculaire.

A propos de leur description, j'ai mis en relief leurs caractères principaux. En outre, la recherche du micrococcus blennorrhagique, faite avec les précautions les plus minutieuses, lève les doutes existant dans l'esprit du médecin. N'oubliez pas surtout d'avoir recours à cette constatation, alors que vous agirez comme expert dans les affaires criminelles de sodomie, de pédérastie.

Le diagnostic de la blennorrhagie ne doit pas se borner à établir la réalité de l'affection virulente, des lésions et des accidents qui en résultent; le médecin doit s'appliquer aussi à définir le terrain sur lequel s'est développée cette affection; il doit rechercher avec soin la maladie diathésique ou constitutionnelle préexistante, qui a, vous l'avez vu, une importance si considérable sur l'évolution de la blennorrhagie, sur son état chronique et sur ses complications. Je n'insiste pas non plus sur ce diagnostic auquel j'ai donné les plus grands développements dans mes leçons antérieures sur les affections utérines, vaginales et vulvaires.

Avant de poser les bases du pronostic de la blennorrhagie chez la femme, quelques mots sur la marche, la durée et la terminaison de cette affection.

La blennorrhagie peut, dans son évolution, parcourir quatre périodes : début, augment, état, déclin.

Le début se manifeste par le suintement, les démangeaisons, la chaleur et la rougeur des organes génito-sexuels.

Pendant la période d'accroissement, on observe quelques troubles fonctionnels, en rapport avec l'organe atteint. Ainsi du côté de l'urèthre qui est tuméfié, d'une coloration rouge intense, vineuse, la miction est accompagnée de cuissons, de douleurs.

La dysurie est plus rare chez la femme que chez l'homme.

La strangurie ou suppression de la miction n'existe pas.

Les érections si fréquentes chez l'homme n'existent pas chez la femme; du moins celle-ci n'a nulle conscience de l'érection clitoridienne. Les spasmes vénériens ne sont pas augmentés, et une malade m'a affirmé que la manuélisation n'était pas plus fréquente chez elle, depuis l'apparition de la blennorrhagie.

Chez la femme, atteinte de vaginite blennorrhagique, il existe parfois des contractions involontaires des fibres longitudinales et circulaires du vagin et par suite un resserrement de cet organe. Aussi ces spasmes vaginaux font rechercher à quelques femmes le coït qui pourtant est douloureux et le plus souvent impossible.

La sécrétion séro-purulente est plus ou moins abondante.

Durant la période d'état, les symptômes physiques et fonctionnels restent stationnaires.

Au moment du déclin, la chaleur, l'inflammation diminuent; la sécrétion se modifie; la consistance des liquides est moins épaisse; leur coloration change, de jaune verdâtre elle devient blanche.

La terminaison de la blennorrhagie diffère selon le terrain et selon le siège.

Sur un terrain indemne de maladie constitutionnelle ou diathésique, la terminaison a lieu par résolution. Chez la femme, vous n'observez jamais le rétrécissement uréthral, accident assez fréquent chez l'homme, alors surtout que la blennorrhagie est mal soignée. Les seuls accidents que vous rencontrez, consistent dans les fistules vulvaires, uréthrales, glandulaires, que je vous ai signalées à diverses reprises ; encore, ne sont-ils pas fréquents.

Chez la femme, ainsi que chez l'homme, la blennorrhagie peut devenir chronique, si les malades négligent le traitement ou si celui-ci a été mal institué. Elle le devient surtout, si la malade est atteinte d'une maladie constitutionnelle ou diathésique, telle que la scrofule, l'arthritis. Dans ces conditions, la durée est longue, mais la guérison est la règle, ainsi que je le montrerai à propos du traitement.

Le siège de l'affection exerce une grande influence sur sa marche, sa durée et sa terminaison. Ainsi la blennorrhagie folliculaire est plus longue à guérir que la blennorrhagie uréthrale; celle-ci est plus tenace que la blennorrhagie vaginale. Quant à la blennorrhagie utérine, elle est encore plus difficile peut-être à guérir que la blennorrhagie folliculaire et uréthrale. Toutefois, je dois vous dire, Messieurs, que ces propositions ne représentent plus aujourd'hui la vérité exacte. Le nouveau traitement que j'applique depuis quatre mois et dont vous pouvez tous les jours constater l'action énergique et efficace, me permet de dire que le siège de la blennorrhagie ne doit plus être pris en aussi grande considération, alors qu'il s'agit de déterminer le pronostic de l'affection virulente. La guérison est en effet obtenue en vingt jours en moyenne.

Le pronostic de la blennorrhagie, chez la femme aussi bien que chez l'homme, est assez bénin. D'une manière générale, on peut dire que la blennorrhagie est une affection sans gravité. Soumise à un traitement énergique, elle guérit complètement en deux à trois semaines au plus.

Toutefois, chez la femme comme chez l'homme, il est des accidents, des circonstances étiologiques, certaines mesures hygiéniques mal conçues, qui permettent de dire que, si la blennorrhagie n'est pas une affection grave, elle est parfois, du moins, une source d'infirmités, de malaises qui ne sont pas sans être nuisibles à la santé générale. En outre, tant qu'elle n'est pas guérie, cette affection reste contagieuse. A tous ces points de vue, le pronostic doit préoccuper le médecin, l'engager à observer scrupuleusement ses malades et à les traiter vigoureusement ; il le fera avec d'autant plus de raisons que « la gonorrhée, ainsi que l'a dit Astruc, se guérit plus difficilement chez les femmes que chez les hommes. »

Sous le rapport des accidents locaux de la blennorrhagie, il est évident, qu'il faut tenir un grand compte de la localisation de cette affection. Ainsi, chez la femme, la blennorrhagie uréthrale n'a pas la même gravité que chez l'homme. Chez celui-ci, certaines lésions telles que le rétrécissement uréthral et ses conséquences prostatiques, vésicales et rénales, l'oblitération du canal déférentiel et des vaisseaux spermatiques, rendent le pronostic assez grave. Chez la femme, rien à redouter de semblable. Le rétrécissement uréthral, les complications vésicales et rénales sont inconnues. La cystite blennorrhagique n'existe pas, comme chez l'homme, du moins je n'ai jamais observé cette inflammation. Quand aux fonctions génitales, lorsqu'elles sont atteintes, c'est à une autre localisation de la blennorrhagie qu'il faut attribuer leurs altérations ; c'est à la blennorrhagie utérine, à l'adéno-lymphite péri-utérine et à toutes les conséquences de cette dernière qu'il faut les attribuer.

Si, toutefois, nous n'observons pas chez la femme les complications uréthrales ou vésicales, rencontrées fréquemment chez l'homme, il faut néanmoins être assez réservé dans le pronostic, par suite de la possibilité du développement des fistules intra-uréthrales qui, je l'ai dit, surviennent parfois dans l'un et l'autre sexe. Chez la femme, en outre, il faut tenir compte des fistules péri-uréthrales, des fistules prostato-uréthrales, prostato-vaginales et vulvo-anales. Ces fistules ne présentent pas, il est vrai, une grande gravité; mais elles sont la source d'infirmités qui nécessitent des opérations minutieuses et délicates. Il ne faut donc pas les négliger, alors qu'il s'agit du pronostic de la blennorrhagie uréthrale ou vulvaire.

Sous le rapport de la localisation, la blennorrhagie de la glande vulvo-vaginale est évidemment une affection moins sérieuse que la blennorrhagie uréthrale et vulvaire. Le médecin n'a à redouter que l'apparition des abcès et des fistules; or ici la guérison de ces accidents est plus facile à obtenir que celle des précédents.

La blennorrhagie utérine, à un double point de vue, présente de même un pronostic sérieux. D'abord, je l'ai dit, elle s'accompagne toujours d'une adéno-lymphite ; aussi faut-il craindre le développement des accidents péri-utérins, tels que l'adéno-pelvi-péritonite, l'adéno-phlegmon péri-utérin. Ces accidents, méconnus et mal traités, peuvent se terminer par la mort. Ces faits, il est vrai, sont très rares, mais malheureusement il en existe, ainsi que je l'ai dit, dans mes leçons sur l'adéno-lymphite péri-utérine. Habituellement, la résolution des accidents inflammatoires péri-utérins se produit et toute trace disparaît. Parfois, pourtant la résolution est incomplète ; les brides péritonéales persistent ; des adhérences s'établissent entre la trompe et les parties voisines ; il en résulte des troubles fonctionnels fréquents, des douleurs, des malaises, etc. Enfin, si ces accidents persistent, les fonctions génitales sont altérées ; la stérilité survient ; c'est le deuxième point de vue qu'il importe au médecin d'envisager dans le pronostic de cette localisation de la blennorrhagie.

Pour terminer ces considérations sur le pronostic de la blennorrhagie, relativement à la localisation qu'elle affecte, il suffit de se rappeler les graves lésions oculaires qui surviennent pendant l'évolution de la blennorrhagie oculo-palpébrale, pour montrer que le pronostic, dans ce cas, est des plus sérieux.

Le pronostic de la blennorrhagie chez la femme, ainsi que chez l'homme, doit enfin être envisagé au point de vue du terrain sur lequel l'affection virulente se développe. Je me suis assez étendu sur cette étude, alors que je vous ai montré l'influence directe qu'une maladie

constitutionnelle ou diathésique préexistante exerçait
sur l'évolution de l'affection virulente pour me borner à
vous dire : le pronostic est plus sérieux chez la femme
scrofuleuse, arthritique, que chez celle dont les antécédents héréditaires ou acquis sont parfaits.

Quant à la proposition de Ricord : « Plus on a eu de
blennorrhagies, plus facilement on en contracte de nòu-
velles, qui sont de moins en moins douloureuses et de
plus en plus difficiles à guérir, » je ne la crois pas
admissible chez la femme. Chez celles-ci, ces soi-disant
nouvelles blennorrhagies sont des blennorrhagies non
guéries; l'affection virulente est restée localisée dans
un follicule; une excitation quelconque des organes
génito-sexuels a suffit pour faire réapparaître l'inflammation, pour donner lieu à une production
plus active du gonococcus et pour disséminer l'affection
virulente. Mes observations confirment pleinement cette
manière de voir. La constatation de pareils faits est des
plus faciles à Lourcine où nous voyons les malades revenir de temps à autre, même après plusieurs années d'intervalle. Toutes les observations des malades étant conservées dans mon service et cataloguées sur des registres
spéciaux, il m'est permis de connaître les antécédents
pathologiques de la malade et de n'avancer que des faits
nets et précis.

Au point de vue du pronostic, l'existence antérieure
d'une ou plusieurs blennorrhagies n'a donc aucune valeur chez la femme. Les accidents blennorrhagiques,
qu'on pourrait croire *a priori* plus fréquents à la suite
de blennorrhagies répétées, ne le sont nullement. On

les observe aussi bien pendant la première gonorrhée que pendant les suivantes. Les accidents relèvent surtout de l'acuité de l'inflammation, de la localisation de l'affection virulente et du non-traitement des lésions.

Il est, enfin, certaines circonstances qui, entravant l'évolution de la blennorrhagie, favorisent son passage à l'état chronique, la rendent ainsi contagieuse pendant un grand laps de temps et qui, à ce titre, doivent préoccuper le médecin au point de vue du pronostic. Je citerai les excitations sexuelles, la masturbation, la manuélisation qui, chez les femmes de mon service, sont si souvent l'origine de la prolongation de l'affection et des recrudescences que j'observe journellement. Je citerai encore les écarts de régime (excès alcooliques), l'usage de certains aliments : asperges, huîtres, fruits acides, l'abus de certaines boissons : bière, vin blanc, cidre, champagne, eau-de-vie. Enfin les fatigues corporelles, les veilles, les excès de marche, l'équitation, etc., etc; car ces causes entravent de même l'évolution blennorrhagique.

J'en dirai tout autant de la mauvaise direction donnée au traitement. C'est là une cause bien plus fréquente, qu'on ne le croit, du retard de la guérison.

Une thérapeutique mal conçue, chez la femme aussi bien que chez l'homme, non seulement, en effet, ne guérit pas la blennorrhagie, mais encore facilite son passage à l'état chronique, alors même que le terrain n'y est pas préparé par l'existence antérieure d'une maladie constitutionnelle ou diathésique.

Ainsi agissent l'emploi de moyens inefficaces ou nuisibles, l'usage intempestif ou l'abus des meilleurs remèdes.

Le professeur A. Fournier signale avec raison l'administration trop prolongée des antiphlogistiques, des émollients; l'usage intempestif de la médication dite suppressive (balsamiques, injections); l'emploi trop prolongé de cette médication, comme sa cessation trop brusque.

DOUZIÈME,

TREIZIÈME, QUATORZIÈME LEÇONS

Arthropathie : immobilité; révulsifs; aspiration; injections.— Synovites ;
accidents cardiaques : révulsifs.

B. TRAITEMENT DE LA MALADIE CONSTITUTIONNELLE PRÉEXISTANTE. — Médication générale. Thérapie marine. Hydrothérapie. Thérapie minérale. Action locale des sulfureux.

C. TRAITEMENT HYGIÉNIQUE.

D. TRAITEMENT PRÉSERVATIF.

La thérapeutique de la blennorrhagie, chez la femme
comme chez l'homme, comporte trois indications principales qui correspondent au triple diagnostic de l'affection virulente. Au diagnostic anatomique, c'est-à-dire
au diagnostic de la lésion et des accidents qui en sont
la conséquence, correspond le traitement anatomique,
le traitement des lésions; au diagnostic pathogénique,
diagnostic de la cause, le traitement de l'agent produc-
teur, le micrococcus blennorrhagique; au diagnostic de
la nature du terrain sur lequel évolue l'affection virulente, le traitement de la maladie générale constitutionnelle ou diathésique préexistante à cette affection.

A ces trois indications, il faut ajouter le traitement
hygiénique ayant pour but l'application de moyens aussi
indispensables à la guérison que ceux destinés à remplir les indications précédentes. Enfin, ainsi que dans
toute affection contagieuse virulente, le médecin doit
recourir à une prophylaxie d'autant plus efficace que,
connaissant l'agent virulent, l'agent spécifique, il est
plus à même de préconiser des moyens propres à combattre la contagion; c'est le traitement prophylactique.

Le traitement de la blennorrhagie est donc com-
plexe. Il n'est pas aussi simple que paraissent le croire
la plupart des médecins syphiligraphes. Il n'est pas sur-

tout aussi empirique, que le donnent à supposer les nombreux moyens mis en œuvre pour la guérison de cette affection. Ce traitement repose, au contraire, sur des bases solides, nette et précises.

A. Traitement local et pathogénique. —Chez l'homme, les syphiligraphes sont divisés sur la question de savoir s'il faut traiter énergiquement, dès le début, la blennorrhagie, s'il faut la *couper*, ou s'il ne vaut pas mieux, à l'exemple de Diday et A. Fournier, la traiter d'abord par les antiphlogistiques, les émollients, puis recourir au traitement qui doit en assurer la suppression.

Chez la femme, cette question ne saurait faire de doute. Il faut, suivant moi, et en cela mon expérience, vous le savez, repose sur des milliers de cas, instituer dès le début un traitement actif, un traitement destructeur de l'agent virulent, du micro-organisme blennorrhagique, un traitement ayant pour but de s'opposer à la propagation de l'affection virulente, à sa localisation dans des régions où le médecin éprouve plus tard une grande difficulté à la débusquer, à sa localisation notamment dans les follicules vulvaires, uréthraux et péri-uréthraux, dans les glandes vulvo-vaginales, dans les follicules utérins. Il faut surtout instituer ce traitement, alors qu'il s'agit d'une femme atteinte d'une maladie constitutionnelle ou diathésique préexistante, afin d'éviter l'influence pernicieuse de cette maladie sur l'évolution de l'affection virulente qui prend alors une allure chronique, et résiste parfois aux médications les mieux instituées.

Le premier précepte du traitement de la blennorrhagie, celui qui domine la thérapeutique de cette

affection virulente, est donc de la combattre, de la sup-
primer le plus rapidement, afin de remédier autant que
possible à la contagion qui produit, chez l'un et l'autre
sexe, des accidents parfois si redoutables, tant au point
de vue de l'individu lui-même qu'à celui de la vie sociale et de la génération.

En réunissant sous le même chapitre le traitement
local et le traitement pathogénique, je reste fidèle à la
doctrine qui domine ces leçons sur la blennorrhagie,
c'est-à-dire à la pathogénie parasitaire qui aujourd'hui
ne peut plus être mise en doute. En traitant, en effet,
directement l'agent infectieux, origine première des
lésions locales, le médecin institue à la fois le traitement
pathogénique et le traitement local, le traitement des
lésions et celui de l'agent qui les produit.

La blennorrhagie, occupant chez la femme des sièges
divers et des organes différents, il est nécessaire, pour
mettre de l'ordre dans cette étude thérapeutique, d'indiquer les agents qui doivent être mis en œuvre, suivant
le siège qu'elle affecte et suivant les organes qu'elle
atteint. Aussi vais-je étudier séparément le traitement de
la blennorrhagie uréthrale, vulvaire, vaginale, utérine,
anale et oculo-palpébrale.

Dans cette étude, avant de vous faire connaître la
thérapeutique à laquelle je me suis arrêté jusqu'à nouvel
ordre, je vais vous indiquer d'abord, celle qui a été
mise en œuvre par mes prédécesseurs, celle qui est encore journellement employée par mes contemporains,

et dont je faisais usage moi-même, jusqu'au jour où la découverte du gonococcus blennorrhagique m'a suggéré les préceptes thérapeutiques qui, suivis avec la plus scrupuleuse exactitude, depuis le commencement de cette année, m'ont toujours donné un résultat rapide, énergique et efficace.

A. *Traitement de l'uréthrite aiguë et chronique.* — Chez la femme, ainsi que chez l'homme, on a employé et on emploie la médication interne.

Les médecins prescrivent les boissons émollientes, les décoctions mucilagineuses, les infusions de racines de chicorée sauvage, de guimauve, de nénuphar, de feuilles de pariétaire, de cynoglosse, de laitue, etc. Puis ils ont recours aux balsamiques et aux astringents. Le copahu, le santal, le kurgum, le matico, la térébenthine, le goudron, etc., ont été et sont journellement employés.

Deux théories ont présidé à ces prescriptions. La première théorie de la spécificité, a été développée par Velpeau et ses élèves. Suivant l'éminent chirurgien de la Charité, les balsamiques ont sur la blennorrhagie une action spécifique. Ainsi il donnait le copahu en lavement et croyait obtenir la guérison de la blennorrhagie uréthrale et même vaginale.

Les auteurs qui adoptent la seconde théorie, qui admettent notamment que les basalmiques chez l'homme agissent en vertu de la modification qu'ils exercent sur la muqueuse uréthrale, l'appliquent également au traitement de la blennorrhagie uréthrale chez la femme, sans faire attention, que si, chez le premier, la muqueuse uréthrale peut à la rigueur être influencée par ces agents, vu la longueur de l'urèthre, il ne saurait en être de même chez la deuxième, par suite de la brièveté de ce conduit. La surface, mise en contact avec l'urine chargée des principes médicamenteux, est moins étendue; aussi ne faut-il pas s'étonner que des agents, dont l'action est réellement efficace chez l'homme, soient sans effets chez la femme. Pour ma part, je les ai employés tour à tour; toujours j'ai échoué.

J'ai cru un instant à l'action du kurgum dans le traitement de l'uréthrite de la femme. Ce médicament, préconisé avec raison par mon collègue et ami le Dr Vidal, médecin de l'hôpital Saint-Louis, dans le traitement de l'uréthrite blennorrhagique, m'a donné toujours de très bons résultats chez l'homme; mais je dois reconnaître qu'il n'en a pas été de même chez la femme. L'action de cet agent est lente et très souvent inefficace, alors surtout que la blennorrhagie est folliculaire.

J'en dirai autant du cubèbe, de la cubébine, dont l'action est si efficace chez l'homme. Ces médicaments, chez la femme, ne rendent pas les mêmes services; les résutats sont incertains, pour ainsi dire nuls.

Parmi les antiphlogistiques, parmi les émollients préconisés, je citerai l'usage des grands bains chauds, prolongés pendant une à deux heures. Ces bains calment la douleur des organes génito-sexuels, mais ils n'ont aucune action sur le micro-organisme. Les bains de siège seront proscrits du traitement local; leur action est des plus nuisibles. Il est bien entendu que, pendant la durée des bains, la femme introduira dans le vagin la canule vaginale n° 1, 2 ou 3, suivant la capacité du conduit vaginal et le degré de l'inflammation vaginale, afin de faciliter l'action de l'eau chaude sur la muqueuse vaginale.

N'obtenant de la médication interne que des résultats bien incertains, les médecins ont cherché une action thérapeutique directe sur la muqueuse uréthrale. C'est ainsi qu'ils ont injecté dans le canal uréthral des substances astringentes, des substances caustiques. Ils ont préconisé tour à tour les solutions d'alun, de tannin, de sous-acétate de plomb à 2 et 4 p. 100, de nitrate d'argent à 5 centigrammes pour 30 grammes d'eau. Parfois même, ils ont cautérisé l'urèthre avec le crayon de nitrate d'argent. En vue de modifier l'inflammation et peut-être aussi pour détruire l'agent infectieux, ils ont prescrit, de même, en injections une solution de permanganate de potasse au 1/200ᵉ. Ces injections ne m'ont donné que des résultats très incertains.

Je ne parle pas de l'injection uréthrale au sous-nitrate de bismuth, préconisée chez l'homme par les médecins militaires (Mourlon et Dauvé). Chez la femme, elle n'a aucune action. A. Guérin, qui la considère comme assez utile chez l'homme, a constaté aussi son peu d'efficacité chez la femme, à la dose de 4 grammes p. 200 d'eau.

Les injections d'une solution de chloral à 1 p. 100 d'eau de roses ont été prescrites chez l'homme par le Dʳ Pasqua (de Benghazi). Cet auteur pratique deux injections par jour. Elles produisent d'abord une légère cuisson, une sensation de picotements, puis une sensation d'agréable fraîcheur. A partir du troisième ou du

quatrième jour du traitement, dit l'auteur, les envies
d'uriner, les érections deviennent moins douloureuses
et moins fréquentes, l'écoulement diminue et cesse du
huitième au dixième jour.

Chez la femme, je n'ai pas eu recours aux injections
de chloral; je ne puis, par conséquent, apprécier leur
valeur thérapeutique. Je ferai remarquer toutefois que
le chloral est un caustique violent; qu'à ce titre il peut
rendre service, alors qu'on a soin de diminuer sa caus-
ticité en le faisant dissoudre dans une proportion déter-
minée d'eau (100 grammes d'eau par exemple pour
1 gramme et même $0^{gr},50$ de chloral). Mais son emploi doit
être surveillé avec soin, parce que chez la femme, ainsi
que je le dirai à propos des injections de sublimé, les
injections caustiques produisent rapidement une cystite
aiguë des plus intenses.

L'eau oxygénée, en injections, préconisée par de Sinéty
ne m'a donné aucun résultat satisfaisant.

Un médicament dont j'ai retiré de bons effets est la
résorcine, qui, vous le savez, est à la fois un bon détersif,
un astringent léger, un antiseptique et un caustique.
Au point de vue chimique la résorcine est un phénol
diatomique, isomère de la pyrocatéchine et de l'hydro-
quinon. C'est un oxyphénol ($C^6H^6O^2$). Elle est soluble
dans l'eau, l'alcool et l'éther.

Employée chez l'homme par Bombin en solution à
6 p. 100 (compresses imbibées) contre l'orchite; par Righi
en injections uréthrales à 2 p. 100, dans le traitement
de la blennorrhagie aiguë et chronique; par Andeer, en

injections vaginales à 2 p. 100, dans la vaginite, la résorcine, ainsi que le dit, mon excellent collègue de la Société de thérapeutique, le Dr Ernest Labbée, représente *en réduction* les propriétés diverses de l'acide salicylique et de l'acide phénique ; si elle est moins puissante que ces précieux médicaments, elle est par contre plus facile à manier.

J'ai étudié l'efficacité de ce médicament dans le traitement de la blennorrhagie uréthrale de la femme. Pendant plusieurs mois, j'ai soumis mes malades aux injections de résorcine. Ainsi qu'il est dit par Righi, je me suis adressé surtout à celles atteintes d'uréthrite chronique ou subaiguë.

Quarante-huit malades ont été traitées par les injections avec la solution de résorcine, d'abord à 1 gramme p. 100, puis à 2, 3, 4, 5 et même 7 p. 100. Ces injections ne sont pas douloureuses ; elles ne produisent aucun accident uréthral ou vésical, alors même que le liquide pénètre dans la vessie, ce qui arrive assez souvent, lorsque le médecin pousse trop fortement le piston de la seringue à bout olivaire et à jet récurrent. Dans ces conditions, je n'ai pas non plus observé d'accident général pouvant être attribué à la résorption de ce médicament. L'effet thérapeutique a été constant. En vingt à vingt-cinq jours, l'uréthrite était guérie, mais non la folliculite. Par conséquent, c'est un médicament à conserver dans le traitement de l'uréthrite subaiguë ou chronique de la femme, toutes les fois que la folliculite n'existe pas, et si cette dernière existe, il faut lui appliquer le traitement que je vais indiquer dans un instant.

Chez l'homme, de même, la solution de résorcine

(5 grammes p. 100 grammes d'eau) m'a donné de bons résultats.

Dans ces derniers temps, on a préconisé (Curtis) chez l'homme, comme traitement de l'uréthrite blennorrhagique, les irrigations d'eau chaude. Elles n'ont pas donné les résultats heureux qu'on espérait. Chez la femme, la brièveté du canal de l'urèthre (3 centimètres environ) ne m'a pas permis de rechercher l'action de ce moyen thérapeutique.

De même, je ne puis vous fournir aucunes données sur les injections uréthrales de sulfo-carbol (acide orthoxyphénylsulfureux) à 12 p. 100. Ce médicament, étudié, dans ces derniers temps, par un pharmacien distingué de Paris, F. Vigier, est préconisé par son auteur dans le traitement de la blennorrhagie, « parce qu'il est, dit-il, un puissant désinfectant et un topique modificateur énergique des lésions des muqueuses. En outre, il n'est pas toxique, et à ce titre, on n'a pas à redouter les accidents produits par l'absorption de l'acide phénique ou du sublimé. » Je vais mettre à l'étude ce médicament. Dès que j'aurais obtenu quelques résultats, je m'empresserai de vous les faire connaître.

Du moment où la nature parasitaire de la blennorrhahie était connue, les médecins devaient rechercher quel était l'agent de la matière médicale ayant une influence parasiticide sur le gonococcus. Le sublimé corrosif fut choisi par quelques syphiligraphes [1]. En Italie,

1. Le sublimé aurait été, du reste, préconisé dans le traitement de la blennorhagie uréthrale, longtemps avant la découverte du micro-orga-

Fanti préconisa pour l'injection uréthrale chez l'homme, trois séries de solution dont la plus forte renferme 1^{gr},40 de sublimé pour 100 grammes d'eau et la plus faible 12 centigrammes.

Diday conseilla les injections au sublimé au dix-millième; à cette faible dose, il faut, suivant ce savant syphiligraphe, laisser le liquide en contact avec la muqueuse uréthrale pendant au moins cinq ou six heures. Pour atteindre ce but, Diday recommande de prendre l'injection de la manière suivante :

« L'appareil instrumental, dit-il, destiné à remplir ce programme, n'est autre que l'irrigateur ordinaire, dont la canule en os est coiffée d'une canule de gomme élastique longue et effilée. L'irrigateur, rempli de la solution de bichlorure, est placé, tout monté, sur une table.

nisme blennorhagique. A propos de la discussion soulevée à la Société de thérapeutique, le 22 octobre 1884, entre C. Paul et moi, le Dr Bedoin (de Vincennes) adresse à la Société une lettre (séance du 26 novembre 1884) où il revendique la paternité des injections de sublimé dans le traitement de l'uréthrite blennorhagique, en faveur de Küss (de Strasbourg). Il rappelle que, dès 1865, ce professeur employait les injections de sublimé à la dose d'un dix-millième comme traitement abortif. Il leur attribuait, dit Bedoin, une très grande efficacité, mais n'en préconisait l'emploi que tout à fait dès la première apparition du mal. Le professeur, ajoute l'auteur de la lettre, n'en expliquait pas l'action par les propriétés antiseptiques du bichlorure, les théories microbiennes n'ayant pas encore été découvertes, mais par l'effet de ce composé sur certaines proliférations épithéliales de la muqueuse de l'urèthre, proliférations dont la cause de spécificité virulente lui échappait.

Pareil topique était recommandé par Küss en distillation contre la conjonctivite purulente des nouveau-nés. « Cette indication, ajoute Bedoin, est consignée dans ma thèse (*Considérations de pathologie générale.* Strasbourg, 1867, p. 18). »

Cette indication ayant paru pendant l'impression de ces *Leçons*, j'ai tenu à la reproduire, afin de rendre hommage à l'éminent professeur de l'ancienne Faculté de Strasbourg.   L. M.

Le malade, assis à côté, s'introduit la canule dans l'urèthre, à 6 centimètres environ de profondeur; plus loin,
au moyen d'une sonde, dans les cas où l'on voudrait
injecter l'arrière-canal. Cela fait, il ouvre le robinet par
un mouvement lent et bien ménagé. Dès qu'il sent que
le liquide entre dans le canal, mais sans y être lancé
trop fort, il arrête à ce point la plaque qui détermine le
degré d'ouverture du robinet... Pour effectuer la disten-
sion modérée du canal, qui est une des conditions
du succès, le malade n'a qu'à serrer, avec le pouce et
l'index droit, le gland sur la canule, en fermant de
l'autre main le robinet, et il garde cette injection
quelques minutes. »

« Le malade recommence la même manœuvre et ainsi
de suite jusqu'à ce qu'il ait passé la quantité voulue.
A l'hôpital, on peut se servir d'un sceau suspendu à deux
mètres de hauteur et muni d'un tube de caoutchouc en
communication avec l'urèthre. Au bout de quelques
jours, on augmente la force de la solution sublimé. »
(*Lyon médical* du 2 mars 1884.)

Depuis plusieurs mois, j'expérimente le sublimé,
comme traitement de la blennorrhagie, soit en injections
tièdes, soit sous forme de suppositoires uréthraux. Pour
les injections, j'emploie une solution à 1 gramme de
sublimé p. 1000 d'eau et même à 1 gramme p. 500, suivant l'état de chronicité plus ou moins rebelle. Lorsque
j'ai signalé à la Société de thérapeutique les résultats
heureux que j'obtenais, à l'aide des injections de sublimé, dans le traitement de la blennorrhagie uréthrale chez la femme, un de mes excellents collègues, le

Dr Blondeau, me fit remarquer qu'en incorporant cette substance au beurre de cacao ou à tout autre corps gras, j'éviterais peut-être les accidents vésicaux qui surviennent parfois, ainsi que je vais le dire, par le fait des injections uréthrales. Tout d'abord, je vis, dans cette application de suppositoires, des difficultés résultant surtout de l'indocilité des malades que j'avais à soigner dans cet hôpital. Mes malades, disais-je, feront tous leurs efforts pour expulser le suppositoire dès qu'il sera introduit, et dès lors, je ne pourrai pas apprécier l'action du sublimé. En outre, si je le fais pénétrer trop avant dans l'urèthre, je risque fort de le faire passer dans la vessie où il pourra produire des accidents vésicaux d'une certaine intensité. Aussi, pendant plusieurs jours encore après cette discussion, je m'en tins à ma pratique des injections. Toutefois, je ne tardai pas à revenir à une plus saine appréciation des faits, et je pensai que, avec la persuasion et une surveillance attentive, j'obtiendrais de mes malades de conserver le suppositoire pendant plusieurs heures. Je priai mon interne en pharmacie, M. Ducastel, de préparer des suppositoires uréthraux, longs de 2 centimètres environ, contenant chacun 6 milligrammes de sublimé et beurre de cacao en suffisante quantité.

J'ai lieu de me féliciter d'avoir suivi l'avis de mon collègue Blondeau, car les résultats obtenus ont été plus rapides et les accidents vésicaux moins fréquents. Avant de résumer les résultats obtenus, je veux vous donner les indications nécessaires soit pour pratiquer les injections uréthrales chez la femme, soit pour introduire les suppositoires dans l'urèthre. En outre je vous ferai connaître les accidents qui peuvent résulter de l'application du sublimé au traitement de la blennorrhagie uréthrale de la femme.

Les injections seront faites à l'aide d'une seringue en ivoire à canule courte, de 5 centimètres environ de longueur, dont l'extrémité vésicale sera olivaire, de façon que, après l'avoir fait pénétrer dans la vessie, le médecin la ramène doucement au col vésical pour en oblitérer l'orifice autant que possible. Cette canule sera percée de trous, au nombre de 2 à 4 et disposés de telle façon que le jet ait une direction récurrente. Il est important de pousser lentement le piston, d'interrompre la manœuvre de temps en temps, afin que, d'une part, le liquide ne pénètre pas dans la vessie, et d'autre part, qu'il baigne complètement toutes les parties du canal uréthral pendant quelques minutes. En agissant ainsi vous éviterez la cystite.

Au début de cette pratique, alors que je ne prenais pas toutes ces précautions, j'ai observé sur quelques-unes de mes malades (4 sur 80) une cystite du col très intense, avec envies constantes d'uriner, hématurie, etc. Cette cystite a cédé, il est vrai, promptement sous l'action des émollients, de la térébenthine, du santal, etc.; mais enfin il est important de savoir qu'elle peut survenir sous l'influence du sublimé, et de se prémunir autant que possible contre son développement. C'est le seul accident du reste observé. L'hydrargyrie n'est jamais survenue sous l'influence des injections de sublimé.

L'uréthrite blennorrhagique, même aiguë, s'amende rapidement; les ardeurs uréthrales, la cuisson s'at-

ténuent dès les premiers jours; l'écoulement d'abord
épais, crémeux, blanc verdâtre, devient plus fluide,
moins abondant, presque transparent. Quinze jours en
moyenne suffisent pour la guérison de l'uréthrite, alors
que la folliculite est traitée en même temps par les
moyens que je vais faire connaître.

Toute l'importance du traitement de la blennorrhagie
uréthrale chez la femme consiste, en effet, à ne pas
négliger la localisation de l'affection virulente, à la
poursuivre concurremment avec les autres lésions. Bien
des cas d'insuccès ne peuvent être attribués, soyez-en
sûrs, qu'à l'oubli de ce précepte. C'est parce que je
traite simultanément toutes les parties affectées de
blennorrhagie, que j'évite la contagion réciproque de
l'une et de l'autre, et que j'obtiens si rapidement la
guérison de cette affection virulente.

Les suppositoires doivent contenir, ainsi que je l'ai dit,
4 à 6 milligrammes de sublimé; parfois, suivant la
susceptibilité du canal uréthral, il sera utile d'abaisser
la dose à 2 à 3 milligrammes. Ils doivent être longs de
2 centimètres environ, et du volume d'une petite plume
d'oie. Le volume, du reste, doit être en rapport avec le
diamètre du canal; il varie suivant qu'il s'agit d'une
petite fille ou d'une femme adulte, suivant que la femme
a eu ou non des enfants; suivant qu'elle a eu ou non
des blennorrhagies antérieures. Toutes ces circonstances
d'âge, de grossesse, d'affection uréthrale préexistante,
font varier le diamètre du canal. Les suppositoires doivent
être assez mous pour que la fusion en soit assez prompte;
mais pas au point d'en rendre l'introduction impossible.

Le médecin, comme pour les injections, procède tous les jours à cette introduction, la femme étant placée dans le décubitus dorsal, les jambes à demi pliées, comme pour l'examen au spéculum. Écartant avec deux doigts de la main gauche les lèvres de l'orifice uréthral, il fait pénétrer doucement le suppositoire dans le canal jusqu'à ce que la pénétration soit complète; il a soin de maintenir l'index sur l'orifice, afin de s'opposer à la sortie du crayon; puis, après quelques secondes, il fait croiser l'un sur l'autre les membres inférieurs et garder cette position à la malade pendant quelques minutes. En vous donnant cette technique, mon but, d'une part, est de vous faire éviter un accident qui arrive, alors que l'introduction est trop brusque, c'est-à-dire le passage du suppositoire dans la vessie et par suite le développement de la cystite; et, d'autre part, de vous prémunir contre l'expulsion immédiate du suppositoire.

Sous l'influence des suppositoires, la guérison de l'uréthrite blennorrhagique est plus rapide que par les injections. On le comprend, le médicament restant plus longtemps en contact avec la muqueuse, son action est plus efficace. Les signes inflammatoires s'atténuent rapidement, l'écoulement se modifie, puis cesse en moyenne au bout de dix à douze jours, alors que le traitement est strictement suivi.

En général, l'inflammation uréthrale n'est pas surexcitée par le suppositoire au sublimé à 6 milligrammes; les malades ne ressentent pas en urinant une plus grande cuisson, une plus grande douleur; au contraire, ces symptômes diminuent dès les premiers jours. Chez quatre à cinq malades sur quatre-vingts, j'ai constaté toutefois une exacerbation des symptômes. Dans ces cas, la dose de 6 milligrammes est trop forte; il faut recourir à celle de 4 milligrammes et même 2 milligrammmes suivant la susceptibilité de l'organe. Dans aucun cas, je n'ai observé d'urétrorrhagie. Le sang, observé dans l'urine, est dû à l'hématurie qui accompagne la cystite, survenue par le passage du suppositoire dans la vessie. J'ajoute, pour être complet, que les malades, interrogées avec soin et examinées scrupuleusement par mon excellent et studieux interne, F. Latouche, conservent le suppositoire pendant deux à trois heures au moins. Quelques-unes ont conscience qu'elles l'expulsent en urinant, mais réduit à de très minimes dimensions; chez le plus grand nombre, par suite d'une dissolution complète, le suppositoire passe inaperçu.

En résumé, le traitement de la blennorrhagie uréthrale par les injections de sublimé, en solution, à la dose de 1 p. 1000 ou 1 p. 500 grammes d'eau (une par jour), ou par l'application de suppositoires à la dose de 2, 4 et 6 milligrammes (un par jour), m'a donné les résultats les plus heureux. Je puis dire que c'est le seul médicament que mes expérimentations ait mis hors de pair (160 malades traitées jusqu'à ce jour) par son efficacité réelle, par son action prompte et énergique. Aussi ne puis-je admettre, chez la femme du moins, l'opinion de Keyes qui nous dit que « la solution de sublimé au millième ou au demi-millième irrite la membrane muqueuse de l'urèthre beaucoup plus qu'elle n'irrite une plaie ouverte, ancienne ou récente, et qu'elle ne modifie que

passagèrement la blennorrhagie sans arrêter son cours
normal. » Chez l'homme, il est possible que cette opinion soit exacte, quoique, dans les nombreux cas où j'ai
prescrit les injections de sublimé, je n'ai constaté rien
de pareil; mais, chez la femme, je le répète, je puis cer-
tifier que l'opinion de Keyes est inexacte. Aussi, contrairement à cet auteur, je conclue : le traitement abortif
ou rapidement curatif de la gonorrhée est, aujourd'hui,
constitué sur des bases solides, alors surtout que la
folliculite est traitée énergiquement à l'aide du procédé
qu'il me reste à vous faire connaître.

La folliculite blennorrhagique doit être, en effet, la
préoccupation constante du médecin, alors qu'il a à
soigner une femme atteinte de blennorrhagie. Ricord l'a
dit : Il n'est pas facile de guérir la blennorrhagie, lorsqu'elle a gagné un peu en profondeur, dans la vulvite
folliculaire par exemple, et chez les femmes dont les
tissus présentent des follicules profonds. Chez ces
femmes, on peut guérir la surface ; mais si l'on y regarde de près, si l'on examine avec beaucoup d'attention les régions malades, on voit sortir de quelques
points des goutelettes de muco-pus. Quelque chose que
l'on fasse, quelques lotions que l'on emploie, la blennorrhagie ne guérit pas et l'affection résiste. La seule
manière de s'en rendre maître, c'est d'atteindre le fond
du follicule avec le nitrate d'argent, ou mieux encore de
diviser le follicule avec l'instrument tranchant, avec un
couteau à cataracte par exemple, et de badigeonner le
fond de la cavité avec le caustique, soit solide, soit en
dissolution. Il est certaines blennorrhagies vulvaires

dont on ne pourra venir à bout qu'en cherchant de cette manière les points affectés. »

Robert disait de même : « L'inflammation folliculaire est ordinairement plus rebelle que la blennorrhagie vaginale elle-même, puisque les surfaces malades se prêtent difficilement aux médications directes qui triomphent le plus souvent de l'inflammation du vagin. On la voit, dit-il, quelquefois passer à l'état chronique et persister indéfiniment, alors même que la vaginite est depuis long-temps disparue. »

Diday, le premier, paraît avoir eu l'idée qu'une cautérisation ignée pouvait seule guérir le follicule enflammé.

« La véritable, l'unique indication, dit-il, consiste à provoquer par cautérisation, l'oblitération de la cavité anormale. Et le seul procédé qui, vu l'étroitesse de ce canal, soit propice à remplir cette indication, consiste à y introduire une tige métallique chauffée au rouge. » Pour cautériser les follicules jusque dans leur profondeur, le savant syphiligraphe enfonce dans leur conduit excréteur de fines tiges d'acier, dont il chauffe la partie extérieure, jusqu'à ce que, par propagation, la chaleur soit assez forte dans le follicule pour le cautériser.

Rollet, étant d'avis qu'il faut renoncer à guérir l'inflammation de la vulve tant qu'on n'est pas venu à bout de celle des parties profondes, conseille d'avoir recours à l'ouverture des petits abcès glandulaires. « Toutefois, ajoute-t-il, même quand il y a suppuration, il ne faut pas se hâter d'ouvrir l'abcès. En temporisant, il peut arriver que la suppuration se fasse jour dans le conduit de la glande, ce qui est une circonstance favorable à la guérison. Le lieu d'élection pour pratiquer l'ouverture

artificielle est le voisinage de l'orifice de ce conduit;
cependant quand il y a un point où la muqueuse est
très amincie, on doit le choisir pour y faire l'incision.
Quand l'ouverture artificielle reste fistuleuse ou que le
conduit excréteur persiste à fournir de la suppuration,
on peut recourir avec avantage aux pansements avec la
teinture d'iode étendue d'eau, la solution de nitrate
d'argent ou le vin aromatique, ou bien aux injections
faites avec ces mêmes liquides dans le trajet même par
où sort le pus. »

Ainsi que le fait remarquer un de mes élèves, le
Dʳ Boucher, dans sa thèse sur la *Folliculite blennorrhagique*, les auteurs se bornent donc à signaler comme traitement de la folliculite blennorrhagique vulvaire, soit la
cautérisation au nitrate d'argent, soit l'incision du follicule suivie de la cautérisation, soit la cautérisation
ignée.

Ce traitement n'a pas toujours confirmé les espérances
des auteurs, ainsi que le prouvent les observations de
folliculite, réapparaissant de nouveau, alors qu'on l'avait
crue guérie.

Ces différents modes de traitement ne peuvent en
effet, modifier entièrement les follicules enflammés et
détruire le micro-organisme blennorrhagique. Si, quelques-uns d'entre eux ont un calibre permettant d'introduire dans leur cavité un stylet assez volumineux, il en
est d'autres, au contraire, et c'est le plus grand nombre,
dont le calibre est tellement rétréci, qu'il est très difficile et souvent même impossible d'y introduire le stylet
le plus fin, et, à plus forte raison, un crayon au nitrate
d'argent. Avec ce caustique, on se borne à cautériser

l'orifice du canal extérieur du follicule, on ne peut pénétrer jusqu'au fond et par suite on ne peut tarir la source de suppuration.

Quant à l'incision des follicules, elle est inefficace et impossible pour les follicules vulvaires, uréthraux et péri-uréthraux ; tout au plus, peut-on la préconiser pour le traitement de la prostatite, et faut-il savoir encore que cette petite opération est des plus délicates, des plus difficiles ; en outre, comme l'incision doit être suivie de la cautérisation, il vaut mieux commencer de suite par celle-ci, suivant le procédé que je vais décrire. L'incision doit être conservée seulement pour le traitement de la bartholinite suppurée.

La destruction du follicule par la chaleur est, d'après mes observations, la seule possible et véritablement utile, en ce qu'elle fait disparaître rapidement le gonococcus.

Quel procédé faut-il adopter pour produire la destruction complète du follicule? Celui de Diday est peu pratique ; aussi l'ai-je abandonné. La destruction par le thermo-cautère n'est pas pratique non plus. Le principal inconvénient de cet instrument, dans le cas particulier qui m'occupe, est de cautériser non seulement le follicule mais encore les parties environnantes.

Me trouvant en présence de toutes ces difficultés, j'ai eu recours à la cautérisation avec le galvano-cautère, dont l'application est des plus faciles, ainsi que vous pouvez vous en assurer tous les jours. Je me sers de l'appareil Chardin.

Cet appareil se compose d'une pile de huit éléments. La pile est au bichromate de potasse. La solution est composée de quatre litres d'eau, de 500 grammes de bichromate de potasse, et d'un kilogramme d'acide sulfurique. Cette nouvelle pile est construite de manière à contenir, dans une boîte assez facilement transportable, les éléments prêts à fonctionner, sans qu'il y ait à craindre que le liquide puisse se renverser. Quand on a fini l'opération, il suffit de deux ou trois minutes pour que l'appareil soit resserré.

L'appareil se compose d'une boîte dont le couvercle et une face se rabattent à charnière. Au milieu de cette boîte est fixée une armature métallique portant deux colonnes servant de guides et une vis sans fin. Ces colonnes et cette vis sont reliées à une autre armature métallique portant une tablette de bois à laquelle sont fixés les éléments zinc et charbon, destinés à plonger dans le liquide qui se trouve au-dessous d'eux et qui est contenu dans deux vases en porcelaine. Il s'agit là, vous le voyez, du système de la pile à auges.

Mais la difficulté, dans le maniement d'un galvano-cautère, consiste à amener le platine à l'incandescence sans dépasser ce point. Pour peu, en effet, que la pile soit trop forte, le platine fond. Si, au contraire, le liquide vient à s'affaiblir trop vite, on ne peut plus porter le platine à la température nécessaire.

Chardin a remédié à ces inconvénients d'une façon très ingénieuse. Une petite manivelle, située à la partie supérieure de la boîte, permet de descendre plus ou moins la pile dans le liquide et, par conséquent, de graduer à volonté l'intensité du courant. Dès qu'on abaisse par exemple la pile dans le liquide, le zinc offre une plus grande intensité à l'attaque et le courant augmente.

Pour le cas particulier qui m'occupe, il y avait encore un autre inconvénient que le constructeur a su également éviter.

Je ne pouvais, en effet, porter le platine à l'incandescence avant de l'introduire dans le follicule. Ces follicules ayant une ouverture de très petit diamètre, pour peu que la main de l'opérateur ne fût pas bien assurée, on risquait de brûler les parties environnantes. On ne pouvait non plus se servir du bouton adapté au porte-cautère ordinaire. Quand on fait glisser ce bouton, on communique à l'appareil un petit tremblement qui peut faire sortir le cautère de l'intérieur du follicule.

Il fallait donc trouver un moyen écartant à la fois ces deux inconvénients, et voici comment Chardin y est arrivé.

L'opérateur introduit le cautère *froid* dans le follicule. Quand le cautère est bien en place, il établit la communication de l'appareil avec la pile au moyen d'une pédale. Il évite ainsi toute secousse. Dès que la communication est établie, le platine est porté à l'incandescence et le follicule est cautérisé d'une façon presque instantanée. Si, le pied n'appuie plus sur la pédale, la communication cesse et le platine redevient froid. On comprend toute l'ingéniosité du procédé de la pédale, alors surtout qu'il s'agit de cautériser des organes profonds, tels que le pharynx, le larynx, car cet appareil est construit de manière à vulgariser son emploi. Dans la cautérisation des organes précédents, on retire le cautère sans crainte du rayonnement qui ne manquerait pas de se produire si le platine restait toujours à l'incandescence.

Étant donnée l'étroitesse des follicules, Chardin a construit deux petites tiges très minces, maintenues par une vis sur deux tiges d'acier qui terminent le porte cautère. On n'a pas à craindre ainsi de provoquer une cautérisation trop considérable, et de plus on pénètre facilement jusque dans la profondeur du follicule.

L'application du galvano-cautère n'est presque pas douloureuse. Elle détermine rarement un écoulement sanguin qui ne saurait du reste avoir aucune gravité.

Le lendemain de la cautérisation, on remarque, au niveau du follicule, une eschare blanchâtre, généralement du volume d'une tête d'épingle, sauf le cas où la cautérisation a été trop prolongée. Le plus souvent l'eschare tombe le troisième jour, laissant à sa place une ulcération rouge, sécrétante, qui, dans l'espace de huit jours environ, se cicatrise par prolifération de bourgeons charnus développés sur toute la surface dénudée. Le septième ou le huitième jour, il n'y a plus trace de la cautérisation.

La cautérisation des follicules a lieu tous les huit jours environ. En général deux à trois cautérisations suffisent pour la guérison complète de la folliculite blennorrhagique. Il est indiqué de cautériser tous les follicules rouges, sécrétants, quelque soit le nombre, car sans cela la guérison peut-être retardée. Aucun accident n'est à craindre par suite de cette cautérisation. Vous m'avez vu souvent faire la cautérisation des follicules intra-uréthraux, accessibles à la vue, et jamais vous n'avez constaté le moindre accident du côté de la miction; j'ajoute que je n'ai pas non plus vu survenir de rétrécissement uréthral.

Tel est, messieurs, le traitement de la blennorrhagie uréthrale mis en pratique dans mon service depuis huit mois. Par les résultats brillants qu'ils donnent, je crois pouvoir dire que le sublimé et la cautérisation des follicules constituent, chez la femme, le traitement le plus efficace, le plus prompt et le plus sûr de cette affection virulente.

Je ne veux pas terminer cette partie du traitement de la blennorrhagie, applicable à l'uréthrite et à la folliculite vulvaire, intra-uréthrale et péri-uréthrale, sans rappeler que, chez l'homme, les syphiligraphes ont essayé, depuis le jour où la blennorrhagie a été pour ainsi dire connue, de porter directement les topiques dans l'urèthre, afin de détruire plus sûrement les follicules muqueux que nous considérons aujourd'hui comme le réceptacle des gonococcus. Qu'il s'agisse de bougies médicamenteuses, de solutions au nitrate d'argent instillées goutte à goutte, au moyen d'une sonde à boule olivaire, dans l'intérieur de laquelle se trouve une canule filiforme fixée sur une seringue de Pravaz (instrument du professeur F. Guyon), l'idée est la même; chez l'homme et chez la femme, le médecin cherche la modification de la muqueuse uréthrale et des follicules muqueux, ainsi que la destruction de l'élément virulent de la blennorrhagie, le gonococcus.

Par suite de la folliculite pré-uréthrale, des abcès, puis des fistules se développent, ai-je dit, et peuvent devenir l'origine de complications sérieuses, notamment lorsque la fistule se dirige vers le vagin. Il faut

donc prévenir autant que possible la formation de ces
fistules et, cela, en incisant l'abcès folliculaire dès qu'il
est formé. Quant au traitement des fistules, je ne puis y
insister; il dépend du siège, de la longueur du trajet
fistuleux et des organes qu'il fait communiquer entre
eux. Il comporte par conséquent des indications de thérapeutique chirurgicale basées sur la fistule elle-même.

*b. Traitement de la vulvite blennorrhagique aiguë et
chronique.* — Le traitement local de la vulvite blennorrhagique aiguë comporte tout d'abord l'emploi des
antiphlogistiques, des émollients et des narcotiques.
C'est ainsi qu'on prescrira des cataplasmes de fécule,
des applications de compresses imbibées d'eau de guimauve, d'eau de belladone, d'eau de pavot. L'usage en
sera continué pendant quarante-huit heures; puis on
aura recours à quelques astringents, à l'eau de myrte.
Ces compresses sont exactement appliquées sur la vulve
et renouvelées plusieurs fois par jour. Lorsque la vulvite
est très douloureuse, on badigeonne les régions enflammées avec un pinceau imbibé d'une solution de cocaïne
au centième. L'emploi de cet agent précédera surtout le
badigeonnage des parties enflammées avec la solution
chaude de sublimé au millième. Ce lavage, suivant les
cas, est répété matin et soir. Dès que les douleurs de la
vulvite sont moins vives, il faut, tout en continuant les
lotions de sublimé, saupoudrer la muqueuse avec de la
poudre de sous-nitrate de bismuth pure ou mélangée
à de l'oxyde de zinc (oxyde de zinc, 1 gramme, bismuth,
30 grammes). La poudre de sabine, dans la même proportion, donne aussi de bons résultats.

Tout en faisant ce traitement, il faut avoir soin de cautériser les follicules enflammés avec le galvano-cautère. On procède comme pour les follicules péri-uréthraux.

On agit de même lorsque la glande de Bartholin est atteinte. Je cautérise l'orifice du canal excréteur et, autant que possible, le canal lui-même. Les petits cautères de platine, construits par M. Chardin, facilitent cette opération.

Les abcès consécutifs à la blennorrhagie de la glande de Bartholin doivent être ouverts immédiatement, ainsi que je l'ai dit dans mes leçons sur l'inflammation de cette glande, afin d'éviter les fistules qui surviennent presque invariablement alors que l'abcès s'ouvre spontanément. L'incision de ces abcès sera pratiquée, de haut en bas, en arrière des débris hyménaux. Le foyer de l'abcès est rempli de charpie imbibée de glycérine boriquée (acide borique, 4 grammes, glycérine, 100 grammes) ou d'eau phéniquée au centième. La cicatrisation se fait rapidement; en quatre et cinq jours elle est terminée.

Les fistules, ai-je dit, succèdent parfois à l'inflamma-tion, à l'abcédation des follicules vulvaires. Ces fistules sont incomplètes ou complètes. Incomplètes, elles sont cautérisées avec le galvano-cautère, la guérison est rapide. Complètes, elles nécessitent des opérations très bien étudiées par Pozzi, Ch. Monod, Verneuil, Tillaux et Trélat. Une difficulté de la guérison de ces fistules ano-vulvaires, recto-vulvaires, réside dans la présence de l'épithélium qui tapisse le trajet fistulaire. Aussi, il faut détruire la surface épithéliale. Verneuil la détruit au thermo-cautère; puis, dès que les bourgeons charnus paraissent, il pratique la réunion par seconde intention au moyen de la suture. Tillaux et Trélat avivent la fistule et pratiquent immédiatement des sutures profondes, afin d'accoler exactement les deux lèvres de la plaie. Ch. Monod (Mémoire intitulé : *De la cure des fistules recto-vulvaires*, etc., in *Annales des maladies des organes génito-urinaires*, 1883) pratique la section du périnée au-dessous de la fistule, dissèque son trajet et fait ensuite la périnéorrhaphie.

Le traitement de la vulvite chronique, sauf les antiphlogistiques et les émollients, est celui de la vulvite aiguë.

c. Traitement de la vaginite blennorrhagique. — Il est à remarquer que, dans le traitement de la blennorrhagie chez la femme, les auteurs ont eu surtout en vue le traitement de la vaginite. Aussi ne faut-il pas s'étonner du grand nombre de moyens mis en œuvre pour en obtenir la guérison.

Lorsque la vaginite est à l'état aigu, il faut avant tout commencer par le traitement antiphlogistique; la douleur empêcherait du reste tout autre traitement.

La malade est tenue au lit; on lui donne de la tisane de mauve, de chiendent et on lui fait observer une diète relative.

On lui prescrit des irrigations vaginales chaudes, plusieurs fois par jour avec une décoction de graines de pavot, de racines de guimauve, de feuilles de myrte ou d'eau d'amidon. On lui recommande de faire ces irrigations dans le décubitus dorsal et non sur le bidet, afin que le contact soit plus prolongé.

. Un des meilleurs topiques de l'inflammation vaginale aiguë est assurément le cataplasme Lelièvre. Préparé avec le *fucus crispus*, ce cataplasme est en feuilles. On en découpe un morceau, qu'on fait gonfler dans l'eau chaude. On l'enroule en petit cylindre qu'on lie comme un tampon. Il ne rancit pas et est préparé instantanément. La femme l'introduit elle-même ; elle en met trois ou quatre en vingt-quatre heures ; une irrigation succède à l'extraction de chaque cataplasme.

Pour compléter le traitement antiphlogistique, on ajoute des bains fréquents, tous les jours, bains d'eau de son, bains d'amidon ; on a soin de recommander à la femme l'introduction de la canule vaginale, afin de permettre à l'eau du bain d'être en contact avec les parois du vagin ; l'emploi de la canule est préférable à la méthode des injections prises dans le bain.

Lorsque la période d'acuité est assez diminuée pour permettre l'introduction du spéculum et faciliter les pansements vaginaux, on commence le traitement local et pathogénique, afin de modifier l'inflammation, diminuer les sécrétions et détruire l'agent infectieux, le gonococcus. Cette dernière action, demandée à la matière médicale, n'est mise en pratique que depuis la découverte de Neisser.

Avant de vous dire le traitement auquel je me suis arrêté pour obtenir le résultat ci-dessus, je procéderai

comme pour l'uréthrite et vous indiquerai tout d'abord
le traitement pratiqué jusqu'à ce jour.

Pendant longtemps le traitement local de la vaginite,
comme celui de l'uréthrite, a consisté dans l'usage journalier du copahu à l'intérieur, à la dose de deux, quatre et
six par jour. Velpeau qui, je vous l'ai dit, attribuait une
influence spécifique au copahu dans les maladies blennorrhagiques (*Arch. gén. de méd.*, 1827) injectait ce médicament dans l'anus, pensant, qu'absorbé, il passait
dans la circulation générale et exerçait son action, en
modifiant les sécrétions morbides des différentes muqueuses, de la muqueuse vaginale aussi bien que de la
muqueuse uréthrale. Aujourd'hui, cette opinion est
présumée fausse; car, vous le savez, des deux éléments
propres aux balsamiques, résine et huile essentielle
volatile, la première est éliminée par les reins et voies
urinaires, la deuxième, par la muqueuse pulmonaire,
d'où son usage dans le catarrhe bronchique.

Ricord et Hardy ont conseillé les injections intra-
vaginales avec les urines chargées de la résine balsa-
mique.

Les médecins et chirurgiens de l'hôpital de Lourcine
ont employé, pendant de longues années, des tampons
d'ouate enduits de baume de copahu, réduit en consistance sirupeuse par l'addition d'eau de chaux.

Parfois même, ils ont fait confectionner des suppositoires au copahu (dose 2 et 4 grammes) qu'ils plaçaient
dans les culs-de-sacs vaginaux.

On a de même essayé l'emploi du cubèbe en suppositoires.

A l'exemple de mes prédécesseurs, j'ai tenu à me rendre compte de l'action de ces médicaments mis en contact immédiat avec les parois vaginales. J'ai dû renoncer à leur emploi, n'ayant obtenu aucun résultat satisfaisant.

Ayant recherché l'action du *kurgum* (*Woodoil*) sur l'uréthrite blennorrhagique, j'ai voulu aussi, à l'exemple de mon collègue et ami, le Dr Vidal (de l'hôpital Saint-Louis), connaître son action sur la blennorrhagie vaginale, et, à cet effet, j'ai introduit dans le vagin des tampons enduits d'un mélange à parties égales de kurgum et d'eau de chaux. Les résultats, consignés dans la thèse d'un de mes élèves, le Dr Henry (Paris, 1879), sont assez satisfaisants. Il ne faut y avoir recours qu'après la cessation de la période aiguë. Ces tampons doivent être appliqués deux fois par jour, après lavage préalable de la muqueuse vaginale. La guérison de la vaginite est obtenue en trois à quatre semaines; mais il faut savoir que l'action du kurgum n'est pas toujours efficace. Bien des vaginites blennorrhagiques échappent à son influence, alors même que le traitement est sévèrement institué.

On a préconisé l'introduction des tampons enduits de coaltar saponiné. Ce médicament ne m'a donné que des résultats insignifiants.

Les astringents sont employés tous les jours dans le traitement local de la blennorrhagie vaginale. C'est ainsi qu'on prescrit des injections de décoction de feuilles de noyer (20 à 30 grammes pour un litre d'eau), de décoction d'uva ursi, d'écorces de chêne. Souvent le tannin à la dose de 1 à 2 grammes, l'alun de 2 à 4 grammes sont incorporés à ces décoctions.

La médication astringente, dont la remarquable propriété, vous le savez, est de resserrer le calibre des vaisseaux, de coaguler l'albumine du sang, et par suite d'entraver l'afflux sanguin dans une région enflammée, a certainement une grande importance dans le traitement des phlegmasies subaiguës ou mieux chroniques des muqueuses; mais il faut avouer qu'elle n'en a aucune dans celui de la vaginite blennorrhagique.

Au lieu d'employer le tannin, l'alun en solution, dont l'action est pour ainsi dire nulle, on a cherché si, ces médicaments étant placés au centre d'un tampon d'ouate, le résultat ne serait pas plus favorable. C'est ainsi que A. Guérin introduit dans le vagin des tampons contenant 2 à 4 grammes de poudre d'alun; il les laisse dans les culs-de-sacs pendant cinq à six jours. Lorsque vous avez recours à ces tampons, dans le traitement d'une affection utéro-vaginale, n'importe sa nature, son origine, il faut toujours vous servir de coton hydrophile, facilement perméable aux liquides utéro-vaginaux; le coton ordinaire étant imperméable, la substance médicamenteuse, placée au centre du tampon, ne se dissout pas; vous constatez son intégrité presque parfaite, en retirant le tampon vingt-quatre heures après.

Le tannin en poudre, à la dose 2 à 4 grammes, est de même placé au centre d'un tampon et laissé vingt-quatre heures en place.

Certains médecins préconisent de n'enlever le tampon qu'au bout de quatre, six et même huit jours. Souvent, à la consultation de l'hôpital de Lourcine, je vois des femmes ayant un tampon depuis plusieurs jours. Elles viennent pour le faire extraire, n'ayant pu y parvenir elles-mêmes. Dans ces circonstances, je puis assurer que ces médecins n'ont pas obtenu ce qu'ils désiraient du séjour prolongé dans le vagin des tampons médicamenteux. Ces malades ne sont nullement guéries. Au contraire, sans tenir compte de l'odeur repoussante, nauséeuse, que ces femmes exhalent, je constate une irritation vaginale, plus considérable, une rougeur plus intense, des douleurs plus vives.

Le pansement journalier doit être préféré aux pansements éloignés; il est plus actif et pas douloureux, puisqu'il ne peut avoir lieu, je l'ai dit, qu'alors que la douleur vaginale du début a cessé pour permettre l'introduction du spéculum. Ce pansement, en effet, doit toujours être fait par le médecin qui, le spéculum une fois introduit, place les tampons dans les culs-de-sacs, condition essentielle pour rendre efficace l'action médicamenteuse. Lorsque la malade introduit, elle-même, le tampon, celui-ci pénètre à quelques centimètres seulement de la vulve; aussi l'agent médicamenteux n'a aucune action sur l'affection blennorrhagique, qui occupe, ai-je dit, les culs-de-sacs vaginaux.

L'alun, le tannin, le sulfate de cuivre, mélangés à l'amidon (1 gramme pour 50), le sous-nitrate de bismuth, ont été employés en insufflation dans les culs-de-sacs

vaginaux, pour faciliter directement leur action absor-
bante et astringente et obtenir plus facilement une modification de la muqueuse.

A l'aide de ces médicaments on obtient assez promptement une modification de la sécrétion : l'écoulement se
tarit, mais je n'ai jamais constaté la guérison de la blennorrhagie. J'en dirai autant pour le talc, le tan employés
par Fournier.

Le sous-acétate de plomb, préconisé par Ricord, l'alcool par Ramlow, le sulfate de zinc (une cuillerée à café
pour 3/4 de litre d'eau) par E.-R. Palmer, ne m'ont,
de même, donné aucun résultat satisfaisant. Ces médicaments, en injections, sont en outre loin d'être
inoffensifs; ils peuvent produire des ulcérations et des
escharres de la muqueuse vaginale, si on néglige la
précaution qu'il faut toujours prendre, alors qu'on agit
avec des caustiques, c'est-à-dire introduire un tampon
d'ouate dans le vagin afin d'écarter les parois vaginales.

N'ayant obtenu aucun résultat satisfaisant dans la blennorrhagie uréthrale avec les injections d'eau oxygénée,
j'ai voulu voir si je serais plus heureux dans le traitement
de la blennorrhagie vaginale. Me conformant aux indications données par de Sinety, j'ai fait, avec l'eau oxygénée
à dix volumes par litre, à peu près neutre, des injections
quotidiennes, et j'ai placé dans les culs-de-sacs vaginaux
des tampons imbibés du même liquide. Ce traitement a
été expérimenté sur plus de soixante malades. J'ai le regret
de dire que je n'ai pas été plus heureux pour la vaginite
blennorrhagique que je ne l'avais été pour l'uréthrite.

Par suite de la nature parasitaire de la blennorrhagie, je me suis demandé si un autre bacille n'aurait pas une action prépondérante sur celui de la blennorrhagie, s'il ne parviendrait pas à l'annihiler assez rapidement. A cet effet j'ai désiré savoir si le baccille du jéquirity n'exercerait pas une influence heureuse sur le gonococus blennorrhagique. Le D᷊ Ménacho, chef de clinique du D᷊ de Wecker qui manie cette substance avec une grande habileté dans le traitement des ophtalmies, a bien voulu faire des expériences dont le résultat a été nul, parfois même dangereux, en ce que le jéquirity, par son action phlogogène, produit rapidement des accidents locaux sur la vessie, alors qu'il est employé en injections uréthrales; sur le vagin et même sur l'utérus, dans les injections vaginales. On peut même voir survenir des accidents généraux, des phénomènes d'empoisonnement, avec une solution au 1/20, ainsi que le professeur Cornil et les ophtalmologistes l'ont observé.

Vous savez, d'après Bruylants et Vennemann (de Louvain), que l'empoisonnement jéquiritique est dû à la jéquiritine, substance que ces auteurs ont isolée, et qui possède tous les caractères des zymases. Voici, du reste, la note remise par Ménacho sur les expériences faites dans mon service.

« Les expériences ont porté sur seize malades des salles Cullerier et Natalis Guillot.

» Au début j'ai employé les macérés au jéquirity 0,50 p. 100 (préparés en vingt-quatre heures) dans lesquels je trempais des petits tampons d'ouate que je faisais séjourner dans le vagin pendant trente minutes, en ordonnant de faire ensuite une injection d'eau. Progressivement à 1/19 p. 100 sous la forme d'injections vaginales, à peu près de 10 grammes chacune, en faisant deux injections par jour.

» Chez une autre série de malades, qui, elles aussi, avaient été soumises tout d'abord à la macération concentrée, j'ai employé la vaseline au jéquirity sous forme de mèches, à doses successivement plus fortes jusqu'à 20 p. 100, et, malgré que celle-ci soit une préparation beaucoup plus active que le macéré, d'après plusieurs observateurs, elle ne s'est montrée que peu active.

» Après cet aperçu général sur le mode dont j'ai procédé dans les expériences, je dois ajouter que le résultat thérapeutique a été presque nul, ou pour mieux dire nul avec les faibles préparations, presque nul avec les plus concentrées.

» Les malades se plaignaient d'une sensation de chaleur dans le vagin, et elles éprouvaient en plus une douleur vague dans le bas-ventre et aux reins, qui descendait parfois vers les cuisses (ces symptômes ne sont pas constants). Une malade, atteinte de « folliculite chancreuse de la petite lèvre gauche, de vulvo-vaginite aiguë blennorrhagique et de bartholinite droite blennorrhagique », alors qu'elle avait été pansée pendant dix-sept jours, d'abord avec le macéré à 5 p. 100, puis avec la vaseline jéquiritique, a présenté un ulcère du col utérin, et elle a accusé spontanément des *douleurs à l'estomac avec nausées*, que j'observe parfois à la clinique de Wecker chez les malades lotionnées avec le jéquirity. Malgré cela, j'ai continué le même pansement et le lendemain la douleur n'existait plus.

» Les symptômes objectifs consistaient en un aspect

blanchâtre (fausse membrane) de la muqueuse du vagin, de la surface des plis parsemé de follicules rouges; parfois, dans une augmentation de la sécrétion purulente qui devenait généralement de plus en plus fluide, de moins en moins abondante, et restait dans cet état pendant très longtemps. Chez la malade, dont j'ai parlé, j'ai fait le pansement pendant quarante-cinq jours et la sécrétion continuait encore.

» On voit aussi généralement à la desquamation épithéliale succéder des exulcérations superficielles qui, elles aussi, sont couvertes d'un enduit blanchâtre (fausse membrane).

» Les plis du vagin semblent un peu plus accusés que d'habitude, comme si la muqueuse était hypertrophiée ou pour mieux dire épaissie. Quand on enlève avec le pinceau le pus qui couvre le vagin, on voit la muqueuse rouge, surtout dans la partie la plus saillante des plis.

» La sécrétion leucorrhéique utérine est augmentée et présente des points blanchâtres ou jaunâtres.

» Il y a parfois de la céphalalgie et un très léger mouvement fébrile.

» La période menstruelle, chez les malades bien réglées habituellement, n'a pas été influencée.

» J'ai fait des injections uréthrales chez une malade, atteinte d'uréthrite blennorrhagique, et, dans ce but, j'ai employé une macération à 0,50 p. 100. Au troisième jour, soit à la troisième injection, se sont présentés les symptômes d'une cystite aiguë qui a guéri au bout de trois semaines. Les injections avaient été faites dans l'urèthre, *pas dans la vessie.*

» Dans le but d'augmenter l'action du macéré de jéquirity, j'ai fait finalement des injections d'air dans le vagin chez deux malades, et les symptômes locaux ont quelque peu augmenté; il s'est développé ensuite une cystite presque aussi accusée que chez la malade ci-dessus.

» Même dans les cas où la cystite est survenue, la modification de la vaginite blennorrhagique a été si minime, qu'on peut affirmer que le traitement par le jéquirity ne l'emporte pas sur les autres traitements actuellement employés, ni comme rapidité ni comme résultat définitif. »

Les caustiques rendent les plus grands services dans le traitement de la blennorrhagie vaginale. Le nitrate d'argent, en crayon ou en solution, est le plus souvent employé. Cullerier se servait d'une solution (0^{gr},60 de nitrate d'argent, eau 30 gr.). Ricord cautérise superficiellement la muqueuse vaginale avec le crayon. Cette cautérisation est faite au niveau des culs-de-sac ; elle est répétée tous les trois ou quatre jours, suivant l'action produite et suivant l'état de la muqueuse. Avant de la pratiquer, il faut avoir soin de laver à grande eau le canal vaginal et de bien l'essuyer avec un tampon de coton hydrophile. Une fois faite, il faut placer dans le vagin, entourant le col utérin, un tampon d'ouate, afin d'isoler les parois vaginales et d'éviter les brides vaginales. En général, deux à trois cautérisations suffisent pour obtenir la guérison de la blennorrhagie. Ricord a dit avec raison que le nitrate d'argent était le spécifique de la vaginite.

Ces cautérisations sont surtout indiquées, alors que les granulations parsèment la muqueuse vaginale.

J'ai souvent recours à ce mode de traitement, et je dois dire qu'il m'a toujours donné les résultats les plus satisfaisants.

A côté du nitrate d'argent, je place la solution de sublimé à 1 gr. pour 500 gr. d'eau, qui donne des résultats analogues à ceux du traitement de l'uréthrite par la même substance. Je fais badigeonner, tous les jours, les culs-de-sac vaginaux avec cette solution qui doit toujours être chaude, et je place immédiatement après un tampon isolant.

Lorsque la vaginite est légère, les cautérisations sont espacées; on les fait tous les cinq à six jours ; dans l'intervalle, je fais placer dans le vagin, enveloppant complètement le col, des tampons de coton hydrophile imbibés de glycérine boriquée (glycérine pure, 100 gr., acide borique, 4 gr.). De cette manière, je traite en même temps la blennorrhagie et la métrite préexistante. Ces tampons restent en place vingt-quatre heures; ils sont renouvelés tous les jours.

Chez les enfants, chez les jeunes filles, ne pouvant faire cette application de tampons, je pratique, tous les jours, des injections vaginales avec la glycérine boriquée. Il ne faut pas négliger de faire préalablement un lavage du vagin avec de l'eau chaude, ce qui se fait facilement avec l'irrigateur Éguisier.

Il arrive souvent, ai-je dit, que l'écoulement blennorrhagique vaginal a une odeur nauséeuse, fétide. Dans ce cas, il est utile de modifier rapidement cet écoulement. On y arrive facilement en pulvérisant dans le vagin, soit le vinaigre antiseptique de Pennès, coupé par tiers d'eau, soit l'éthérolé d'iodoforme, ou bien en plaçant dans le vagin, pendant quelques jours, des tampons de coton hydrophile imbibés d'un mélange d'iodoforme et d'huile d'amandes douces à parties égales.

Le phénol, le chloral à 5 p. 100, peuvent de même être utilisés. J'en dirai autant de l'aseptol, de l'acide salicylique, de l'acide borique.

Ces pulvérisations peuvent se répéter plusieurs fois par jour, il faut les faire suivre de l'application d'un tampon de coton hydrophile remplissant toute la cavité vaginale.

D'après tout ce qui précède, il résulte que le traitement de la vaginite blennorrhagique, tel que je l'ai institué dans mon service, et auquel je me suis arrêté d'après les résultats merveilleux qu'il me donne, est ainsi constitué :

Pendant l'état aigu, cataplasme Lelièvre (trois à quatre par vingt-quatre heures). Avant chaque introduction, la malade, étant dans le décubitus dorsal, procède d'abord à une irrigation vaginale avec une décoction de guimauve et de pavot ; quelques jours plus tard, elle remplace cette décoction par une infusion de feuilles de myrte. En même temps, bains d'amidon tous les deux jours, avec introduction de la canule vaginale, si l'introduction n'est pas trop douloureuse. Dès que le spéculum peut être introduit, application de tampons de coton hydrophile imbibés de glycérine boriquée, laissés en place pendant vingt-quatre heures. Tous les trois à quatre jours, badigeonnages des parois vaginales avec la solution au sublimé ou au nitrate d'argent ; ou bien pulvérisations du vinaigre de Pennès ou d'éthérolé d'iodoforme, ou bien enfin application de tampons vaginaux imbibés d'éthérolé d'iodoforme, lorsque l'écoulement vaginal est d'odeur fétide, nauséeuse.

Toute cette partie du traitement local par les caustique, les antiseptiques, convient en même temps à la blennorrhagie vaginale chronique.

d. *Traitement de la blennorrhagie utérine aiguë et chronique.* — Le traitement local de la blennorrhagie utérine aiguë est des plus simples.

Il consiste dans l'emploi des émollients et des antiphlogistiques appliqués soit directement dans le vagin, sur le col utérin, soit indirectement sur l'abdomen. La malade garde le repos au lit. On fait appliquer sur l'abdomen des cataplasmes à la farine de graines de lin, et dans le vagin, des cataplasmes Lelièvre. Ceux-ci sont laissés en place pendant quatre heures, et leur introduction est précédée, comme pour la vaginite, d'une injection vaginale avec une décoction de pavots et de racines de guimauve.

Lorsque l'état aigu a disparu, je remplace les cataplasmes par l'application journalière de tampons de coton hydrophile imbibés de glycérine boriquée. La femme fait, tous les matins, des irrigations vaginales avec l'infusion chaude de feuilles de myrte, de roses de Provins, de feuilles de noyer. Si l'adéno-lymphite n'est pas trop intense, trop aiguë, je cautérise la muqueuse du col utérin avec un petit pinceau imbibé soit d'une solution de sublimé à 1 p. 500, soit d'une solution de nitrate d'argent (1 gr. p. 30 gr. d'eau). Cette cautérisation est faite tous les trois à quatre jours, jusqu'à ce que la muqueuse ait repris son aspect normal, que l'écoulement ait perdu sa purulence. Avant de procéder aux cautérisations ultérieures, il faut avoir soin, ainsi que je l'ai dit à propos de la cautérisation intra-utérine du col, de s'assurer au moyen du cathéter si un rétrécissement n'est pas survenu. S'il existe, il faut immédiatement dilater la cavité cervicale, en laissant à demeure une petite tige de laminaria.

Si ces cautérisations ne suffisent pas, si surtout la blennorrhagie est devenue chronique, on applique dans la cavité du col un suppositoire de sublimé à 6 milligrammes, maintenu par un tampon imbibé de glycérine boriquée. Cette application sera répétée tous les jours, pendant sept à huit jours, suivant l'état de la muqueuse, suivant la réaction plus ou moins intense de l'adéno-lymphite. Quelques jours après la dernière application, le médecin doit s'assurer de la perméabilité du canal cervical, car un rétrécissement pourrait succéder à cette application des suppositoires au sublimé. Quant aux follicules utérins, il faut les cautériser avec le galvano-cautère.

Le traitement de l'adéno-lymphite ou des complications qui en résultent est le même que celui que j'ai fait connaître à propos de cette lésion ; il faut s'adresser aux antiphlogistiques, aux émollients, aux résolutifs.

Enfin, il ne faut pas oublier que la blennorrhagie utérine fait souvent éclater sur l'utérus un état constitutionnel préexistant, scrofule, herpétis, arthritis, qui va lui imprimer son cachet particulier et modifier sa marche, sa durée. Le médecin doit donc, tout en se préoccupant de la blennorrhagie utérine et de son trai-

tement, rechercher avec attention cet état constitutionnel, et diriger contre lui le traitement que j'ai fait connaître à propos de la métrite en général.

e. *Traitement de la rectale blennorrhagie.* — Le
traitement de la blennorrhagie rectale consiste dans
l'application de mèches enduites de pommade à l'iodoforme (40 ou 50 gr. d'axonge pour 3 à 4 gr. d'iodoforme)
introduites dans le rectum, une le matin, une le soir.
Chaque application est précédée d'un lavement à l'eau
de guimauve. Si l'affection persiste, il faut, avant de placer la mèche, cautériser la muqueuse anale avec le crayon
au nitrate d'argent ou avec un pinceau imbibé de la
solution au sublimé à 1 gramme pour 500 grammes
d'eau. La guérison s'obtient alors rapidement.

f. *Traitement de l'ophthalmie blennorrhagique.* — La
localisation oculaire de la blennorrhagie est des plus
graves ; il faut agir bien et rapidement. Voici un exposé
sommaire des moyens thérapeutiques conseillés par
Ricord, Panas, Abadie, de Wecker, etc., etc.

Le traitement consiste essentiellement dans les cautérisations de la conjonctive faites au moyen d'une solution
de 3 p. 100 de nitrate d'argent, répétées toutes les
douze heures. Les cautérisations doivent être faites le
plus tôt possible et sans attendre le moment de la sécrétion purulente. L'action du caustique doit porter de
préférence sur le cul-de-sac qu'il faut atteindre le plus
haut possible. Certains auteurs, tels que de Wecker, disent
au contraire : « Au commencement de la maladie, si on
a la moindre crainte de voir la conjonctivite purulente

se transformer en diphthérite, il vaut mieux attendre; ce n'est que, lorsque la muqueuse a perdu toute dureté, qu'elle est devenue turgescente et toute gorgée de sang, ce n'est qu'alors que l'on peut sans crainte appliquer le caustique », surtout dans la conjonctivite blennorrhagique ; autrement on risquerait de rendre complète une stase de la circulation qui n'était qu'au début, et de causer une diphthérite qui ne se serait peut-être pas développée.

Après la cautérisation, il y a, pendant une ou deux heures, de violentes douleurs, une réaction très vive et une recrudescence momentanée de l'inflammation. C'est alors qu'on commence l'application continue de compresses trempées dans une solution saturée d'acide borique contenant quelques morceaux de glace concassée; on renouvelle les compresses toutes les deux ou trois minutes, jusqu'à ce que la résolution s'affirme. Il est bon d'ouvrir souvent les paupières, et de balayer avec la pointe d'un pinceau les débris de l'eschare.

Les cautérisations *devront être répétées toutes les douze heures*, jusqu'à ce que tout danger soit manifestement écarté et qu'on se sente bien maître de la situation.

Une fois la défervescence survenue et le gonflement disparu, il suffit de maintenir sur les paupières des compresses glacées pendant une ou deux heures. Mais, à la moindre menace de réaction violente, elles seront appliquées avec la même rigueur qu'au début. On peut remplacer les compresses par un appareil à irrigation continue.

Comme moyens d'une importance secondaire et qui peuvent être ajoutés aux précédents, je citerai les sangsues à la région temporale (de Græfe), et le débridement de la commissure externe. Alors que la conjonctive et le gonflement des paupières sont considérables, ces moyens diminuent les douleurs, la tension inflammatoire et par suite les funestes effets de la compression de la cornée. Les scarifications du chémosis, favorisant le dégorgement sanguin de la muqueuse, sont indiquées lorsqu'il existe une infiltration et un épaississement notables de la conjonctive. Il faut scarifier après les cautérisations, pour empêcher la formation de cicatrices trop résistantes.

M. Parinaud conseille les excisions du chémosis par lambeaux jusqu'à la sclérotique, en laissant seulement quelques points de muqueuse pour empêcher la rétraction de la conjonctive bulbaire.

Les injections hypodermiques de chlorhydrate de morphine et l'administration du chloral sont parfois nécessaires.

Lorsque les ulcérations et les abcès de la cornée n'ont que peu d'étendue, les cautérisations et les réfrigérants sont toujours indiqués. Il suffit d'y joindre l'instillation trois ou quatre fois par jour de quelques gouttes d'un collyre à l'ésérine (5 centigrammes pour 15 grammes d'eau).

Si la perte de substance est plus profonde, s'il y a même perforation, on pratique la paracentèse de la chambre antérieure dans le fond même de l'ulcération. On instille le collyre à l'ésérine plusieurs fois par jour. Les cautérisations et les réfrigérants sont employés comme à l'ordinaire. Si la perforation est très vaste, on applique le bandeau compressif, qu'on change toutes les trois heures pour nettoyer l'œil.

A cette époque, et avec de tels désordres, la suppuration étant nettement établie, le gonflement et la turgescence des paupières diminuant spontanément, il n'est pas nécessaire de faire de cautérisations énergiques. Les compresses glacées seront supprimées, mais, au moment de changer le bandeau, on instillera deux ou trois gouttes d'ésérine.

Si un seul œil est pris, on garantira l'autre soit avec le monocle de Maurel, soit avec des bandelettes de taffetas d'Angleterre imbriquées et recouvertes de collodion.

Pour favoriser la vascularisation de la conjonctive au début, quand celle-ci est très pâle, de Wecker prescrit, toutes les deux heures, 5 à 10 centigrammes de calomel, et aussi toutes les deux heures une friction avec l'onguent napolitain, alternativement sur la poitrine, les bras, les cuisses et le front. Ce traitement doit être continué jusqu'à ce qu'il se produise un boursouflement visible de la conjonctivite et une légère salivation. Lorsque celle-ci se montre, la vascularisation de la muqueuse ne tarde pas à la suivre.

a. *Traitement local des accidents blennorrhagiques.* — Parmi ces accidents, les uns, ai-je dit, sont localisés aux régions génito-urinaires; ils sont d'origine inflammatoire. Le traitement antiphogistique leur est applicable. Les cataplasmes de fécule de pommes de terre suffisent pour obtenir la guérison. Parfois, pourtant, il faut recourir, notamment pour l'adénite, à l'application du collodion élastique ou à des frictions avec la pommade à l'onguent napolitain belladoné suivies de cataplasmes de farine de graines de lin. En même temps les bains d'amidon sont indiqués. Si l'adénite suppure, on peut ouvrir l'abcès avec une lancette, avec la pointe du bistouri ; le pus évacué, la cicatrisation se produit rapidement. L'aspiration m'a donné de très bons résultats. J'évite ainsi la cicatrice de l'aine, toujours si désagréable pour la femme.

Les autres accidents blennorrhagiques sont généraux, et parmi ceux-ci nous trouvons l'arthropathie avec toutes ses conséquences.

Le traitement local de l'arthrite est en rapport avec ses localisations. Je ne puis qu'énumérer les principaux moyens thérapeutiques mis en œuvre pour obtenir la guérison. Ainsi vous aurez recours à l'immobilité complète, souvent combinée avec la compression, avec les révulsifs énergiques : vésicatoires, pointes de feu avec le thermo-cautère, moxas, cautères. Parfois il faudra recourir à l'aspiration des liquides articulaires et même à des injections intra-articulaires avec la teinture d'iode iodurée ou avec une solution au sublimé, ainsi que le fait Vogt. Ce médecin se sert à cet effet de la solution suivante :

<pre>
Bichlorure de mercure.............. 10 centigr.
Chlorure de sodium.................   1 gramme.
Eau distillée...................... 50 grammes.
</pre>

Trois à cinq injections, répétées à des intervalles de trois jours, jusqu'à ce qu'on ait dépensé la dose totale de 10 centigrammes de sublimé.

Enfin on a proposé l'ouverture de l'articulation et des lavages avec la solution de sublimé. Ce sont là, à mon avis, des moyens extrêmes auxquels il faut avoir rarement recours. Le plus souvent l'immobilité absolue, la compression et les révulsifs suffisent.

Il est aussi un pansement qui, dans l'arthrite chronique avec épanchement articulaire, m'a donné de bons résultats, je veux parler du cataplasme dit de Trousseau. Pendant mon internat chez cet éminent professeur, j'ai eu souvent l'occasion d'appliquer ce cataplasme et j'ai toujours été satisfait de son action.

Le traitement des synovites consiste, outre l'immobilité du membre, dans l'application de révulsifs, tels que la teinture d'iode, les vésicatoires, les pointes de feu avec le thermo-cautère.

S'il survient, pendant l'évolution de l'arthropathie infectieuse, des accidents cardiaques, les révulsifs sont de même indiqués.

b. *Traitement de la maladie constitutionnelle ou diathésique préexistante.* — La maladie constitutionnelle diathésique préexistante possède, ai-je dit, une grande influence sur l'évolution de la blennorrhagie; elle en modifie la marche; elle en augmente la durée et elle en rend la curabilité difficile. Il est donc indiqué, tout en faisant le traitement local et le traitement pathogénique de prescrire le traitement de la maladie constitutionnelle existante. Il est nécessaire, en un mot, de modifier le terrain sur lequel évolue la blennorrhagie, quel que soit son siège : vulvaire, uréthral, vaginal, utérin, ano-rectal, oculaire.

La blennorrhagie, affection locale, n'échappe pas aux considérations générales thérapeutiques que le médecin doit toujours avoir présentes à l'esprit, alors qu'il s'agit d'une affection, d'une lésion. Vous retrouvez, à propos de la blennorrhagie, les considérations que je développe tous les jours dans mes leçons sur la syphilis, sur la métrite, sur les affections vulvaires, etc. Donc, tout en traitant la blennorrhagie, il faut faire la médication de la scrofule, de l'arthritis, de l'herpétis. Cette médication est instituée, alors que l'état aigu a diminué, que les phénomènes inflammatoires aigus ont disparu. Il faut la continuer pendant toute la durée de la blennorrhagie.

Vous connaissez cette médication. Je lui ai donné de longs développements dans mes leçons sur la métrite et sur la syphilis ; je ne veux pas y revenir. Il me suffit d'appeler votre attention sur la nécessité du traitement de la maladie constitutionnelle ou diathésique coexistante avec la blennorrhagie.

Parmi les précieux auxiliaires de la médication s'adressant aux maladies constitutionnelles, la thérapie marine, l'hydrothérapie, les eaux minérales, jouissent, vous le savez, d'une action réelle et incontestée. Aussi devrez-vous faire un fréquent appel à ces trois médications reconstituantes par excellence.

Ce n'est pas tout, dans certains cas, la thérapie marine et la thérapie minérale vous rendront un signalé service dans le traitement local de la blennorrhagie chronique. C'est ainsi que les bains de mer chauds sont employés avec succès dans la blennorrhagie vulvaire, dans la blennorrhagie vaginale, alors que, pour ce dernier cas, la femme fait usage, pendant la durée du bain, de la canule vaginale. J'en dirai autant des eaux chlorurées sodiques et des eaux sulfureuses. Ces eaux, tout en exerçant sur la maladie constitutionnelle préexistante, la scrofule, une action très efficace, sont un puissant modificateur de l'inflammation de la muqueuse vulvaire et vaginale, et dans un grand nombre de cas de vulvo-vaginite blennorrhagique, même non scrofuleuse, j'en ai obtenu les meilleurs résultats. Cette heureuse action des eaux sulfureuses dans le traitement local de la blennorrhagie a été, du reste, mentionnée par Astruc, qui les prescrivait en les mélangeant avec une décoction d'orge. Vous aurez recours à cette médication, alors que la vaginite sera surtout granuleuse. S'il était reconnu que les gaz sulfureux sont un agent parasiticide du gonococcus blennorrhagique, on aurait l'explication de cette action véritablement modificatrice des eaux sulfureuses, connue, je le répète, depuis le siècle dernier. A vous d'étudier à nouveau cette action.

c. *Traitement hygiénique.* — En même temps que le médecin prescrit les trois traitements précédents qui ont pour but final la guérison de la blennorrhagie, il fait suivre au malade une hygiène, dont le principal objet est d'éliminer les causes susceptibles de favoriser la transformation de l'état aigu en l'état chronique, et par suite de retarder la guérison.

Il recommandera notamment d'éviter les excitations sexuelles, les écarts de régime ; de ne pas faire usage de certains aliments : asperges, fruits acides ; de certaines boissons : bière, cidre, vin blanc, champagne ; des alcools.

Les travaux prolongés, la marche, la danse, l'équitation, le travail à la machine à coudre seront défendus.

Les rapports sexuels seront complètement défendus et ne devront avoir lieu qu'après quelques jours écoulés depuis la guérison, sept à huit jours au minimum. Dans un grand nombre de cas, j'ai vu, en effet, des rechutes sur-venir par la reprise trop prompte des rapports sexuels.

Ces préceptes hygiéniques s'adressent du reste aussi bien à la femme qu'à l'homme.

d. *Traitement préservatif.* — Dès que les médecins eurent reconnu que la blennorrhagie ne se contractait que par le coït, ils s'appliquèrent avec ardeur à recher-cher les moyens d'empêcher la communication du virus et d'en prévenir les fâcheuses conséquences.

Vous trouverez dans Astruc (liv. IV, p. 108) l'énumé-ration des moyens employés par les auteurs tels que G. Fallope, Pierre Agathus, etc.

Vous y verrez des moyens tels que l'application, après le coït, sur le gland, à l'entrée de l'urèthre chez l'homme, sur la vulve chez la femme; d'un linge trempé dans une décoction de gayac et de mercure, comme aussi l'usage d'un parfum mercuriel dont on enduisait les parties sexuelles, qu'on avait préalablement bien lavées. Vous lirez, sans sourire, « que Falloppe assure en avoir fait l'expérience sur cent mille hommes et il prend Dieu à témoin que par ce moyen tous ont été préservés ».

Je n'ai pas besoin de vous dire qu'Astruc, avec son excellent esprit d'observation, blâme ces moyens, pré-conisés, dit-il, en vue d'abuser de la crédulité de ceux qui ont la faiblesse d'écouter les mensonges impudents, débités par des gens sans scrupules, et il conclut en disant qu'il n'est point contre la gonorrhée de préservatifs certains, efficaces, indubitables.

« Quelque diligent que l'on soit dans l'action, afin de se retirer plus vite du danger, quelque soin que l'on ait de se laver avec de l'eau tiède ou avec son urine pour, dit Astruc, emporter le virus qui pourrait rester; on aura presque toujours grand'peine à se préserver. »·

Contrairement à l'opinion d'Astruc, il faut avouer que des soins de propreté, des lavages prolongés de quelques minutes après le coït, rendent service et prémunissent contre la contagion, alors surtout que l'eau chaude est additionnée d'alcool camphré, d'eau phéniquée, d'eau de Cologne. La contagion sera plus sûrement évitée si les lotions, les lavages, les irrigations vaginales, les injections uréthrales sont pratiqués avec la solution chaude de sublimé à 1 gr. p. 1000. Il serait à souhaiter que toute femme, adonnée à la prostitution, eût chez elle cette solution, afin que l'homme ainsi qu'elle-même puissent en faire usage avant et après le coït. Un lavage de la verge, de la vulve et du vagin, avec cette solution, est sans danger pour les organes génitaux ; elle possède, vous le savez, une action des plus efficaces sur le gonococcus blennorrhagique. Pour en faciliter l'usage et permettre aux femmes d'en avoir une certaine quantité chez elles, il suffit de mettre dans la solution un principe odorant et nauséeux n'ayant aucune influence sur la solubilité du sublimé. A cet effet, mon interne en pharmacie, M. Ducastel, a, sur ma demande, préparé la solution suivante qui, sans danger aucun, peut être laissée entre les mains de tout le monde :

Sublimé corrosif.....................   2 grammes.
Chlorhydrate d'ammoniaque........   6   —
Alcool dénaturé................... 200   —
Eau distillée, Q. S. pour un litre de solution.
Rouge de Bordeaux, Q. S. pour donner une coloration rosée.

Faites dissoudre le sublimé et le chlorhydrate d'ammoniaque dans l'alcool; ajoutez l'eau et le rouge de
Bordeaux; puis filtrez.

Je me borne à ces indications des moyens préservatifs
dont vous trouverez une énumération plus complète
dans les ouvrages des syphiligraphes.

Quant aux corps protecteurs préconisés et connus sous
le nom de boyaux préservatifs, capotes anglaises, anti-
conceptions, gaines de sûreté, condom (du nom du docteur anglais qui les a imaginés), voici l'appréciation qui
en a été faite par Astruc et par Ricord.

Après avoir porté le jugement sur les moyens préservatifs relatés ci-dessus, Astruc ajoute : « Il en est de
même de cette peau mince sans couture, faite en forme
de fourreau, que les Anglais appellent *condom* et dont
les gens débauchés d'Angleterre couvrent la verge avant
le dangereux assaut, s'imaginant qu'ainsi armés ils seront
à l'épreuve des coups et pourront impunément assouvir
leur brutalité. »

« Le condom, dit Ricord, est une cuirasse contre le
plaisir, et une toile d'araignée contre le danger. » Il le
compare aussi à un mauvais parapluie que la tempête
peut crever ou déplacer, et qui, dans tous les cas, garan-
tissant assez mal de l'orage, n'empêche pas les pieds de
se mouiller (*La Médecine contemporaine*).

Le condom, frêle enveloppe membraneuse, se déchire facilement et ne préserve nullement de la contagion ; il donne une fausse sécurité.

Les meilleurs préservatifs de la blennorrhagie consistent, à mon avis, dans une prophylaxie plus attentive, plus sévère de la prostitution, et surtout de la prostitution clandestine. C'est ce point que je m'efforcerai de démontrer dans mon étude morale sur la prostitution, au point de vue de la prophylaxie des maladies vénériennes, étude dont la publication sera prochaine. Je ne puis donc que renvoyer à cet ouvrage ceux d'entre vous qui désirent faire œuvre de médecine sociale.

FIN

APPENDICE

Dans ces leçons sur la blennorrhagie, j'ai laissé de côté une propriété chimique que possède le liquide blennorrhagique, aussi bien chez l'homme que chez la femme, je veux parler de sa réaction franchement acide au papier bleu de tournesol. Je n'en avais fait aucune mention, parce que, cette constatation est tellement banale dans mon service, je considérais cette réaction chimique, propriété caractéristique de tout liquide blennorrhagique, connue de tous les syphiligraphes et de tous les médecins. Aussi quel n'a pas été mon étonnement, lorsque mon excellent collègue et ami, le Dr Labadie-Lagrave, m'a affirmé qu'il n'en était fait mention dans aucun ouvrage syphiligraphique ancien et moderne.

Je répare donc cet oubli.

La réaction acide du liquide blennorrhagique est tellement constante qu'on la retrouve aussi bien dans la blennorrhagie chronique que dans la blennorrhagie aiguë, et cela, quel que soit le siège de l'affection. Quelle que soit la durée de la blennorrhagie, le liquide sécrété conserve la réaction acide et rougit le papier bleu de tournesol. Aussi, puis-je dire que cette propriété constitue un caractère pathognomonique de la blennorrhagie et aide dans les cas difficiles au diagnostic de l'affection.

Bien souvent, alors que j'étais obligé de me prononcer *ex abrupto* sur la nature d'une affection vulvaire, folliculaire,

uréthrale, utérine ou rectale, j'ai diagnostiqué l'affection blennorrhagique, rien qu'à la constatation de l'acidité du liquide
sécrété. La recherche ultérieure du gonococcus blennorrhagique confirmait mon diagnostic.

Cette réaction doit donc être recherchée, ainsi que je le fais,
dans tout liquide qui baigne les organes génito-sexuels de la
femme. Ces liquides, alors qu'ils ne sont pas d'origine blennorrhagique, sont alcalins, bleuissent le papier rouge de
tournesol ou bien sont neutres, sans influence sur le papier
de tournesol. Une seule difficulté se présente, alors qu'il
s'agit de la vaginite, parce que le liquide vaginal est essentiellement acide de sa nature. Dans ce cas, la recherche du
gonococcus lève tous les doutes.

On comprend tout l'intérêt qui s'attache à cette constatation,
chez la femme enceinte, chez l'enfant, chez la jeune fille,
dans les expertises médico-légales relatives au viol, avec
attentat à la pudeur.

On comprend surtout la facilité qu'elle apporte aux visites
médicales des prostituées dans les dispensaires ou dans les maisons publiques.

Faut-il ajouter, ainsi que me l'a dit M. le professeur Pajot,
l'éminent président de la Société obstétricale et gynécologique,
que, permettant à tout le monde de s'assurer de cette propriété
acide, elle constitue un moyen préservatif par excellence de la
blennorrhagie?

ERRATUM

Page 16, ligne 28, — « Gonococcus ».
— 18, — 6, — « Que la maladie fût reproduite. »
— 35, — 26, — « Les personnes atteintes. »
— 59, — 2, lire : « Le pus écoulé, on trouve ».

TABLE DES MATIÈRES

ONZIÈME LEÇON

DIAGNOSTIC ET PRONOSTIC

DOUZIÈME, TREIZIÈME, QUATORZIÈME LEÇONS

FIN DE LA TABLE DES MATIÈRES

BOURLOTON. — Imprimeries réunies, B